新实用

阅读图文之美 / 优享健康生活

药膳养生

食谱详解

高海波　孙平　编著

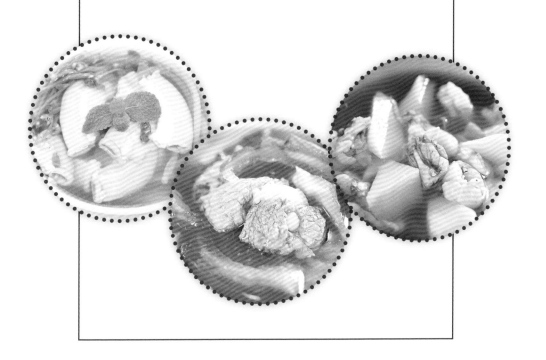

江苏凤凰科学技术出版社·南京

图书在版编目（CIP）数据

药膳养生食谱详解 / 高海波，孙平编著 . — 南京：
江苏凤凰科学技术出版社，2022.10
ISBN 978-7-5713-3167-2

Ⅰ.①药… Ⅱ.①高… ②孙… Ⅲ.①食物疗法 – 食
谱 Ⅳ.① R247.1 ② TS972.161

中国版本图书馆 CIP 数据核字 (2022) 第 154117 号

药膳养生食谱详解

编　　著	高海波　孙　平	
责 任 编 辑	汤景清　刘盛娟	
责 任 校 对	仲　敏	
责 任 监 制	方　晨	

出 版 发 行	江苏凤凰科学技术出版社
出版社地址	南京市湖南路 1 号 A 楼，邮编：210009
出版社网址	http://www.pspress.cn
印　　刷	天津丰富彩艺印刷有限公司

开　　本	718 mm × 1 000 mm　1/16
印　　张	12.5
插　　页	1
字　　数	315 000
版　　次	2022年10月第1版
印　　次	2022年10月第1次印刷

标 准 书 号	ISBN 978-7-5713-3167-2
定　　价	48.00

图书如有印装质量问题，可随时向我社印务部调换。

前言

　　现代人长寿的秘诀之一在于注重养生，吃得健康便有活力，才能延年益寿。通过饮食调养避免疾病的发生，是实现长寿的方法，更是当今人们关注的重要话题。在中医药史上，就有"药食同源"的记载，将中药养生融入饮食生活当中，以达到"预防胜于治疗"的功效。教给人们正确的饮食方法，让人们吃得安全、吃出健康，是现今医学要努力实现的目标之一。

　　药膳养生是指通过中药和食材来进行养生的一种方式，在我国具有悠久的历史。对于现代人来说，药膳是一种不可多得的养生佳法。药膳发源于我国传统的饮食和中医养生文化，是在中医学、烹饪学和营养学理论指导下，严格按药膳配方，将中药与某些具有药用价值的食物相配，采用我国独特的饮食烹调技术和现代科学方法制作而成的具有一定色、香、味、形的美味食品。简言之，药膳即药材与食材相配而做成的美食，是我国传统医学知识与烹调经验相结合的产物。它"寓医于食"，即将药物作为食物，又将食物赋以药用，药借食力，食助药威，二者相辅相成，相得益彰，具有较高的营养价值，又可调养身体、延年益寿。

　　现代药膳是在总结前人经验的基础上逐步发展完善的，符合中医理论，并注意吸取现代科学理论的研究和应用成果。药膳养生的发展具有多样化的特点。

　　第一，总结、应用前人的经验而不泥于古。以中医理论为指导，以中医的阴阳五行、脏腑理论、中药药性及配伍等理论为指导来配制用膳，长期以来，已形成一套较为系统的理论体系。如遵循中药药性的归经理论，强调"酸入肝、苦入心、甘入脾、辛入肺、咸入肾"的五味理论；提倡辨证用药、因人施膳、因时施膳等。

　　第二，注重中药与饮食相结合。药膳除了具有鲜明的中医特色外，还具有食品的一般特点，强调色、香、味、形，注重营养价值。因此，一份好的药膳，应是既对人体的养生健体具有积极作用，又要激起人们的食欲，让人回味无穷。

第三，现代药膳的技术操作与特殊应用上，也体现着"八仙过海，各显其能"的神奇一面。由于药膳是一种特殊的食品，故在烹饪方法上也有其特点，除了一般的食品烹饪方法外，还要根据中药炮制理论来进行原料的加工处理。

本书根据春、夏、秋、冬四季的时令特点，结合人体五脏六腑的生息之变，以及《黄帝内经》中提到的"春生""夏长""秋收""冬藏"的四季养生原则，对人们的四季饮食要点进行了总结概括，并给出了特别丰富、实用、好看、简单还易学的养生药膳食谱。

本书还专门介绍五脏养生的重要性及对应的养生食材和药材，并向读者推荐相关养生药膳。养好五脏少生病，是保持健康的不二法门。

在本书的最后，根据目前在人群中较为常见和多发的一些疾病，推荐了一些对症的食材、药材和药膳，同时也提供了一些对症养生常识和慢性病的护理知识。慢性病由于发病缓、病程长，适合通过饮食来逐步调节和缓解症状。

本书是一部实用的药膳宝典，是引领读者入门、帮助读者在生活中调养身体的工具书。愿本书能在药膳养生方面为读者指点迷津，也能为读者的健康养生保驾护航。

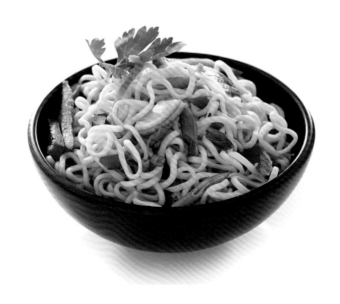

目录

第一章 10种常见药膳药材总览

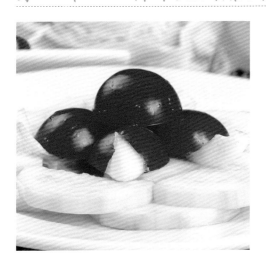

第二章 辨清体质方可因人施膳

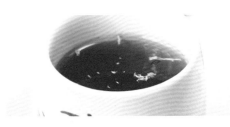

第三章 药膳基本常识快速预览

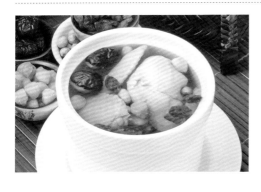

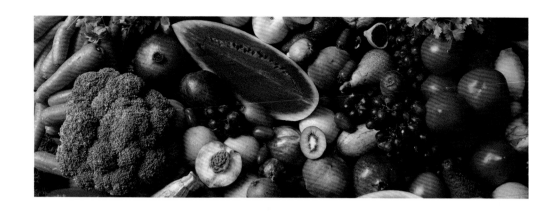

第四章　四季养生食谱

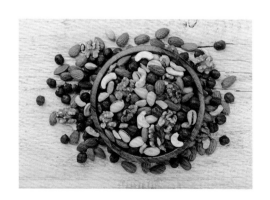

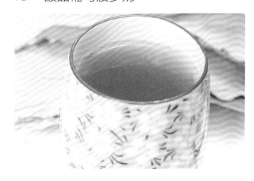

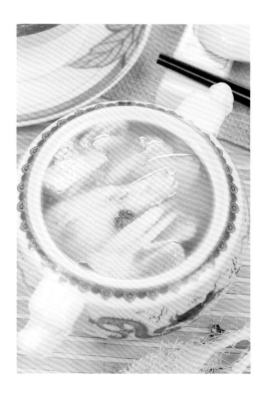

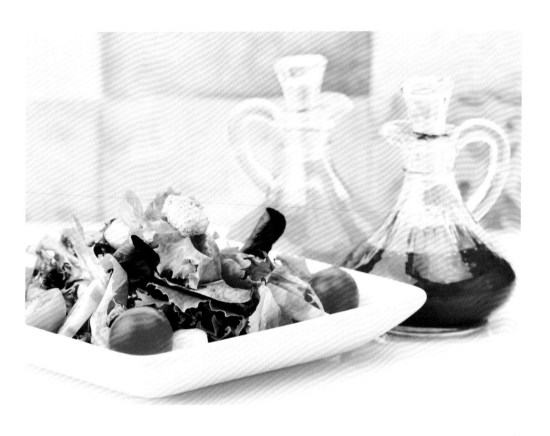

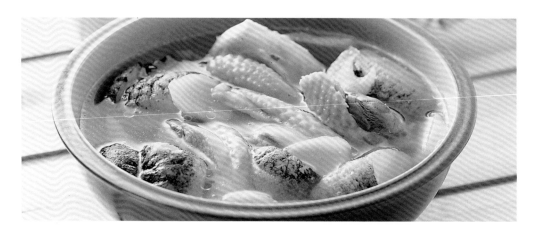

第五章 五脏药膳养护食谱

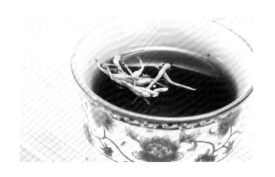

第六章　常见病养生药膳食谱

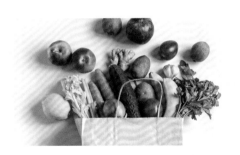

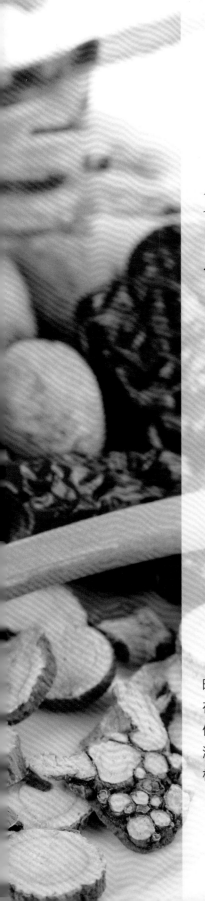

第一章

10 种常见药膳
药材总览

　　药膳具有保健养生、治病防病等多种作用，在应用时应遵循一定原则。药膳多用以养身防病，见效慢，重在养与防。药膳在保健、养生、康复中有很重要的地位，但药膳不能代替药物。应视具体体质与病情选定合适之法，不可滥用药膳。本章主要介绍 10 种常见药材及该药材制成的药膳，近距离展示药材的功效和魅力。

枸杞子

滋肾润肺
补肝明目

枸杞子有提高机体免疫力的作用，可以补气强精、滋补肝肾，具有抗衰老、生津止渴的功效；尤其适合高血压、高脂血症和高血糖的人群食用。

枸杞子小档案

别名：甘杞、甜菜子、红耳坠
性味：性平，味甘
归经：归肝、肾、肺经
人群宜忌：适合肝肾阴虚、慢性肝炎、脂肪肝患者食用
养生用量：一般为10～15 g

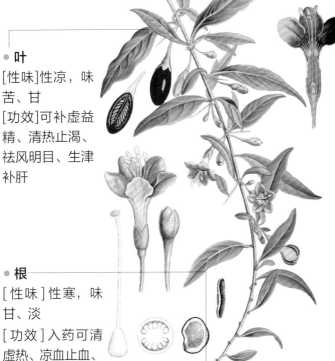

● **叶**
[性味]性凉，味苦、甘
[功效]可补虚益精、清热止渴、祛风明目、生津补肝

● **根**
[性味]性寒，味甘、淡
[功效]入药可清虚热、凉血止血、清肺降火

良品鉴别

宁夏枸杞子

果实类纺锤形或椭圆形，表面鲜红色或暗红色，陈久者紫红色。果皮柔韧，皱缩；果肉肉质柔润。表面浅黄色或棕黄色。

北方枸杞子

果实呈长条状、椭圆形，果皮薄而少，隔皮可见种子，种子较大，味微苦。

新疆枸杞子

果实椭圆形或类球形，隔皮不可见种子，肉少，果实长度在1 cm以内，种子少于20粒。

药膳养生方

山药枸杞莲子汤

材料

山药200 g，莲子100 g，枸杞子50 g，白糖适量。

做法

❶ 山药洗净，去皮，切成滚刀块；枸杞子洗净，莲子去心，与枸杞子泡发；锅中加水烧开，下山药块、莲子、枸杞子，一起煮30分钟。

❷ 待熟后，煲入味，调入白糖，搅拌均匀即可。

功效提醒

适合因脾虚湿盛所导致的带下量多、有腥味者食用。

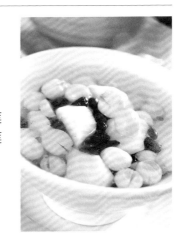

当归

补血和血
调经止痛

当归有活血补血、调经止痛、润肠通便等功效。当归含有维生素 A、维生素 B_{12}、维生素 E 及人体必需的氨基酸等营养素。

常用于血虚萎黄，眩晕心悸、月经不调、闭经痛经、虚寒腹痛、风湿痹痛、跌扑损伤、痈疽疮疡、肠燥便秘等症。

当归小档案

别名：干归、马尾当归、马尾归
性味：性温，味甘、苦、辛
归经：归肝、心、脾和大肠经
人群宜忌：适合妇女月经不调，痛经闭经，崩漏或产后出血过多者
养生用量：一般为6～12 g

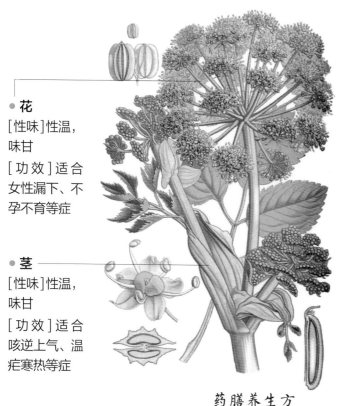

● 花
[性味]性温，味甘
[功效]适合女性漏下、不孕不育等症

● 茎
[性味]性温，味甘
[功效]适合咳逆上气、温疟寒热等症

良品鉴别

秦归

又名西归，系主产于甘肃南部岷山山脉东支南北两麓的当归。秦归中优质品种个头大而长，质地坚实且体重，肉色粉白。

云归

指主产于云南西部的当归，其性状特点多为头粗短、支腿多（云归只有归头与归尾两种商品而无归身）。归身饱满，质结而重，外形粗犷，表面黄褐色，内色黄白，亦有粉性，味辛、苦而辣，甘味少。

药膳养生方

当归生姜羊肉粥

材料

当归10 g，羊肉100 g，大米80 g，生抽5 mL，料酒2 mL，姜丝、盐各2 g。

做法

❶大米淘净；羊肉洗净，切片，用生抽、料酒腌制；当归洗净，浸泡。

❷大米、当归入锅，加水煮沸，下羊肉片、姜丝，熬煮至熟，加盐调味即可。

功效提醒

温阳补血，适合阳虚体质者食用。

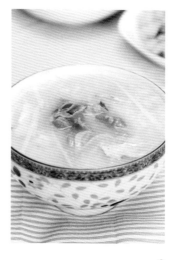

3

黄芪

**补气固表
托疮生肌**

黄芪具有降低血液黏稠度、减少血栓形成、双向调节血糖、抗自由基损伤、增强免疫力等作用，还能扩张血管，改善皮肤血液循环和营养状况。

黄芪小档案

别名：黄耆、独根、箭芪、绵芪
性味：性温，味甘
归经：归肺、脾经
人群宜忌：腹胀、感冒者，气滞湿阻、食积停滞及阴虚阳亢者忌食
养生用量：一般为9～30 g

良品鉴别

正品黄芪

淡棕色或黄色，圆锥形，上短粗下渐细，长20～120 cm，表面有皱纹及横向皮孔，质坚韧，味微甜，嚼之有豆腥味、不易折断、无黑心及空心者为佳。

常见的黄芪假品

外形圆柱，个体均较小。长5～50 cm，色近似棕色或深棕色，纵纹及皮孔多不全或缺少皮孔，有的根部有分叉，质或坚，或韧，或脆，断面多呈纤维性或刺状。

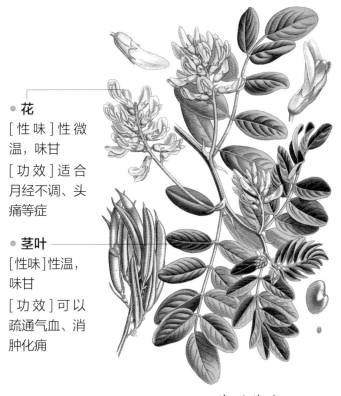

● 花
[性味]性微温，味甘
[功效]适合月经不调、头痛等症

● 茎叶
[性味]性温，味甘
[功效]可以疏通气血、消肿化痈

药膳养生方

参芪炖牛肉

材料

牛肉250 g，党参、黄芪、升麻、盐、香油、葱段、姜片、黄酒各适量。

做法

❶ 牛肉切块；党参、黄芪、升麻洗净，放纱布袋中，扎紧袋口。

❷ 纱布袋与牛肉块同放于砂锅中，加水烧开，去浮沫，加入姜片和黄酒，炖至酥烂；拣出纱布袋，下盐、葱段，淋香油即可。

功效提醒

此汤有益气补肺、养心安神、强身健体的功效，对体质虚弱患者有一定的补益效果。

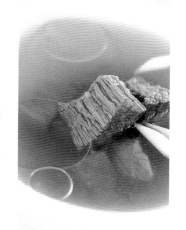

薏米

利水消肿
清热排脓

薏米具有利水消肿、健脾渗湿、除痹、清热排脓等功效，可缓解水肿、小便不利、脾虚泄泻，也可用于湿热痹痛及肺痈、肠痈等。

薏米还具有调节血糖、润泽皮肤、清除自由基等功效，因此既可以作食品，也可以作药品。

薏米小档案

别名：薏仁、苡米、苡仁
性味：性凉，味甘、淡
归经：归脾、胃、肺经
人群宜忌：适合脚气病、水肿、关节炎患者食用
养生用量：一般为10～30 g

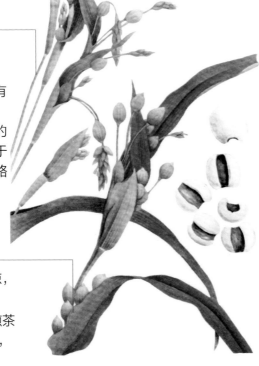

● 根

[性味]性凉，味甘、淡
[功效]具有滋补、解热、利尿、驱虫的功能，适用于高血压、尿路结石等

● 叶

[性味]性凉，味甘、淡
[功效]可煎茶饮，味清香，可利尿

良品鉴别

选有光泽的薏米

要看薏米是否有光泽，有光泽的薏米颗粒饱满，成熟度高，营养价值也较高。

看薏米的颜色

好的薏米颜色一般呈白色或黄白色，色泽均匀，带点粉色。

品薏米的味道

上品的薏米味道甘甜或微甜，吃起来口感清淡。

药膳养生方

薏米瓜皮鲫鱼汤

材料

冬瓜皮60 g，薏米150 g，鲫鱼1条，姜3片，盐少许。

做法

❶ 将鲫鱼剖洗干净，去内脏，去鳃；冬瓜皮、薏米分别洗净。

❷ 冬瓜皮、薏米、鲫鱼、姜片放进锅内，加清水，盖上盖子。

❸ 用中火烧开，转小火再煲1小时，加盐调味即可。

功效提醒

三者配伍，适合尿频、尿急、尿痛、水肿的人群食用。

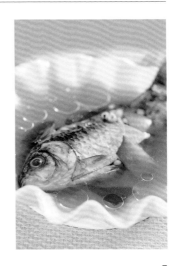

灵芝

**补中益气
健脾益肺**

灵芝可显著提高机体的免疫功能，保护肝脏；可以有效地扩张冠状动脉，对心肌缺血有预防作用。

灵芝具有滋补强壮的作用，用于健脑、消炎、利尿、益肾、止咳平喘，适合头晕目眩及失眠、心悸的人群。

灵芝小档案

别名：灵芝草、菌灵芝、木灵芝
性味：性平，味甘、苦
归经：归心、肺、肝、脾经
人群宜忌：免疫力低下、体质虚弱、面色萎黄及病后、产后体虚者宜食
养生用量：一般为9～30 g

良品鉴别

无柄赤芝

又名树芝、三秀等，能补肺益肾、和胃健脾，适合慢性支气管炎、神经衰弱的人群食用。

紫芝

子实体一年生，有柄，木栓质至木质。能补中强智、宁心益胃，适用于神经衰弱、失眠、胃痛、消化不良等症。

平盖灵芝

又名扁木灵芝，子实体多年生，无柄，木质，菌盖半圆形，近肾形或不规则形。主要用于免疫力低下、便秘、失眠、"三高"、肝炎等症。

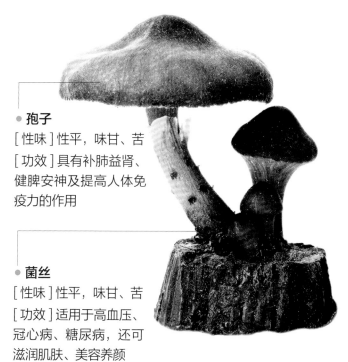

● **孢子**
[性味]性平，味甘、苦
[功效]具有补肺益肾、健脾安神及提高人体免疫力的作用

● **菌丝**
[性味]性平，味甘、苦
[功效]适用于高血压、冠心病、糖尿病，还可滋润肌肤、美容养颜

药膳养生方

灵芝玉竹麦冬茶

材料

灵芝5 g，麦冬6 g，玉竹3 g，蜂蜜适量。

做法

❶ 灵芝、麦冬、玉竹洗净，放锅中，加水煮开，转小火煮10分钟。

❷ 将煮好的灵芝玉竹麦冬茶滤去渣，倒入杯中，待茶稍凉后，根据个人口味加入蜂蜜，搅拌均匀即可。

功效提醒

本品可益气补肺、滋阴润燥，具有缓解慢性支气管炎的功效。

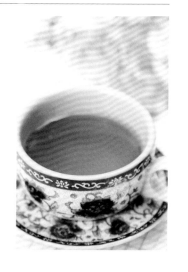

百合

清火润肺
宁心安神

百合甘凉清润，能够清肺、润燥、止咳；百合入心经，能清心除烦、宁心安神，多用于失眠多梦、情绪抑郁等。百合鲜品富含黏液质及维生素，对皮肤细胞的新陈代谢有益处，经常食用会有一定的美容作用。

百合小档案

别名：蒜脑薯、重迈、中庭、重箱
性味：性平，味甘、苦
归经：归心、肺、肝、脾经
人群宜忌：体虚肺弱者、更年期女性及神经衰弱、睡眠不宁者宜食
养生用量：一般为6~12 g

良品鉴别

兰州百合

百合鳞茎为重要的药食两用食材。我国四大百合产地中，以兰州百合个大、味甜、营养丰富而出名。其鉴别要点如下：

一是看色泽。百合干的色泽并不是越白越好，优质无硫的百合干呈乳黄色。

二是看形状。兰州百合干呈均匀的条状，肉质乳黄透亮，纤维细。

三是闻气味。纯百合干的味道清甜，用硫黄熏过的会发酸，或者久放无味。

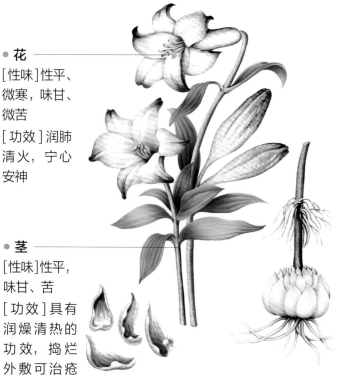

● 花

[性味]性平、微寒，味甘、微苦
[功效]润肺清火，宁心安神

● 茎

[性味]性平，味甘、苦
[功效]具有润燥清热的功效，捣烂外敷可治疮肿不溃

药膳养生方

百合西葫芦

材料

西葫芦300 g，百合、圣女果各80 g，食用油、白糖、盐各适量。

做法

❶ 西葫芦洗净，切片；百合洗净；圣女果洗净，切两半，备用。

❷ 锅中放食用油烧热，先放西葫芦片煸炒，再放百合煸炒；炒至西葫芦片变色，加白糖、盐调味，盛出后用圣女果装饰即可。

功效提醒

三者合用，具有安神养心的功效。

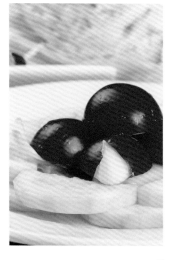

人参

大补元气
扶正固本

人参可补脾益肺、生津止渴、安神益智，缓解劳伤虚损、食少、倦怠、虚咳喘促、小儿慢惊及久虚不复，以及气血津液不足等症。

人参的肉质根为强壮滋补药，适用于调节血压、保护心脏功能、神经衰弱及身体虚弱等症，也有祛痰、健胃、利尿等显著功效。

人参小档案

别名：山参、园参、参叶
性味：性平，味甘、微苦
归经：归脾、肺、心经
人群宜忌：一般人群均可食用，尤其适合身体虚弱、气血不足者
养生用量：一般为3~9 g

良品鉴别

生晒参

由五加科人参的根晒干、润透后切薄片而成，多由人工栽培的人参制成，有补脾益肺、生津安神的功效。

野山参

野生的五加科人参的根，功效和红参相似，但补力较强。大出血患者最好食用野山参。

西洋参

又名花旗参，产于美国、加拿大、法国等，可补气养阴、清火生津、健脾养胃、延缓衰老、养颜及增加人体免疫力。夏天进补，适宜选用西洋参。

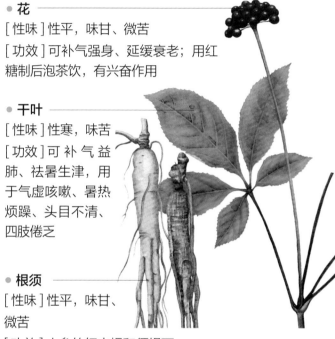

● 花
[性味] 性平，味甘、微苦
[功效] 可补气强身、延缓衰老；用红糖制后泡茶饮，有兴奋作用

● 干叶
[性味] 性寒，味苦
[功效] 可补气益肺、祛暑生津，用于气虚咳嗽、暑热烦躁、头目不清、四肢倦乏

● 根须
[性味] 性平，味甘、微苦
[功效] 人参的细支根和须根可益气、生津、止渴，适用于咳嗽吐血、口渴、胃虚呕逆等症

药膳养生方

人参蜂蜜粥

材料

人参3 g，粳米100 g，蜂蜜、韭菜末、姜末、葱花各5 g。

做法

❶ 将人参置清水中浸泡一夜；泡好的人参连同泡参水与洗净的粳米一起放入砂锅，小火熬煮。

❷ 待粥将熟时放入蜂蜜、姜末、韭菜末、葱花调匀，稍煮即成。

功效提醒

有调中补气、润肠通便、丰肌泽肤、增强体力的作用。

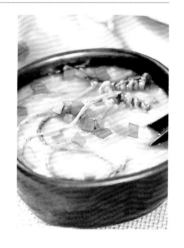

山药

健脾益胃
滋肾益精

山药被认为是补虚佳品，能够增强脾胃消化吸收功能，是平补脾胃的药食两用之品。不论脾阳亏还是胃阴虚，皆可食用。山药还可强健机体、滋肾益精。所含的淀粉酶可以增强食欲，帮助消化。

山药小档案

别名：薯蓣、山薯蓣、怀山药
性味：性平，味甘
归经：归脾、肺、肾经
人群宜忌：一般人均可食用，尤其适合减肥、容易消化不良的人群
养生用量：一般为15～30 g

良品鉴别

山药

山药种类繁多，药食两用。中药用山药多为干怀山药。山药片的鉴别要点如下：

1. 看心线。山药切片后中间没有心线，而木薯片有，如果是切得很薄的木薯片，心线掉了，会留下一个小洞。

2. 看边缘。山药的皮很薄，削片前都会被削干净，木薯皮比山药皮厚许多。

3. 用手摸。山药片含淀粉很多，手感比较细腻，且有较多的淀粉会粘在手上。

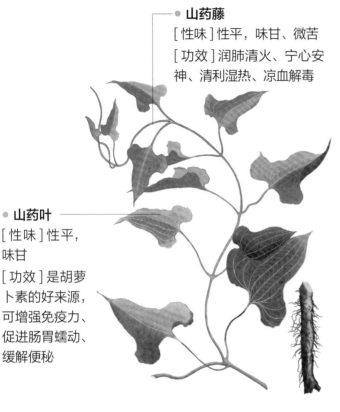

● 山药藤
[性味] 性平，味甘、微苦
[功效] 润肺清火、宁心安神、清利湿热、凉血解毒

● 山药叶
[性味] 性平，味甘
[功效] 是胡萝卜素的好来源，可增强免疫力、促进肠胃蠕动、缓解便秘

药膳养生方

山药猪肚汤

材料

猪肚500 g，山药100 g，红枣8颗，盐5 g。

做法

❶ 猪肚用开水烫片刻，洗净，切块；山药洗净，去皮，切块；红枣洗净。

❷ 将猪肚块、山药块和红枣放入砂锅内，加适量清水，大火煮沸后改用小火煲 2 小时，加入盐调味即可。

功效提醒

山药、猪肚可健脾益气，适合食欲不振的人群食用，也非常适合脾胃虚弱的人群食用。

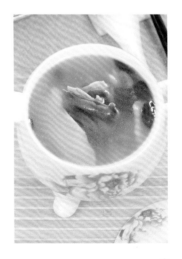

三七

化瘀止血
消肿定痛

三七可用于外伤出血、尿血等各种内、外出血症，还可扩张血管，溶解血栓，改善微循环，有效预防和缓解高脂血症、中风后遗症等心脑血管疾病。

三七小档案

别名：田七、滇七、参三七
性味：性温，味甘、微苦
归经：归肝、胃经
人群宜忌：适合心脑血管疾病患者及失眠者
养生用量：一般为3~9 g

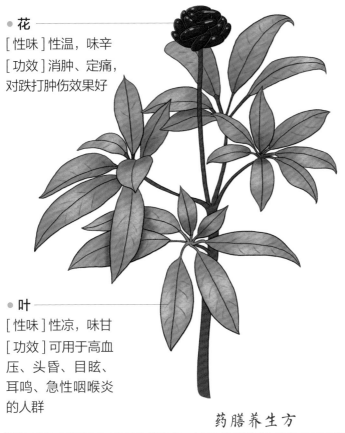

● 花
[性味]性温，味辛
[功效]消肿、定痛，对跌打肿伤效果好

● 叶
[性味]性凉，味甘
[功效]可用于高血压、头昏、目眩、耳鸣、急性咽喉炎的人群

良品鉴别

真品三七

真品三七为五加科植物三七的根，呈纺锤形或类圆锥形，长1~6 cm，直径1~4 cm，颈部有茎痕，周围有瘤状突起，侧面有支根断痕，表面光亮，为灰绿色，有横向皮孔及不连续的纵皱纹，质坚实。

伪品三七

常见的一般为莪术的干燥根茎，呈卵形、圆锥形，表面为黄褐色，长3~6 cm，有人工刀刻状，质轻，断面为棕黄色，气微辛，味微苦，有辛辣味，不回甘。

药膳养生方

三七薤白鸡肉汤

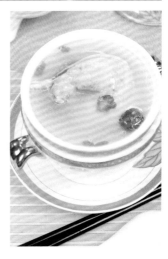

材料

鸡肉350 g，枸杞子20 g，三七、薤白、盐各少许。

做法

❶ 鸡肉洗净，剁块，汆水；三七切片；薤白洗净，切碎；枸杞子洗净，备用。

❷ 将鸡肉块、三七片、薤白碎、枸杞子放入锅中，加水，小火慢煲约2小时，加入盐调味即可。

功效提醒

食用此品可活血化瘀、散结止痛，适用于心脑血管疾病患者，还可以提高免疫力。

菊花

**清热散风
平肝明目**

毫菊、滁菊、川菊、德菊、怀菊都有很高的药用价值。菊花可扩张冠状动脉，增加血流量，长期饮用菊花茶还能调节心肌功能。

菊花可缓解风热感冒、头痛眩晕、目赤肿痛、眼目昏花、疮痈肿毒等症状。

菊花小档案

别名：甘菊花、白菊花、黄甘菊
性味：性微寒，味甘、苦
归经：归肺、肝经
人群宜忌：平素怕冷、手脚发凉、脾胃虚弱等虚寒体质者慎用
养生用量：一般为5~9 g

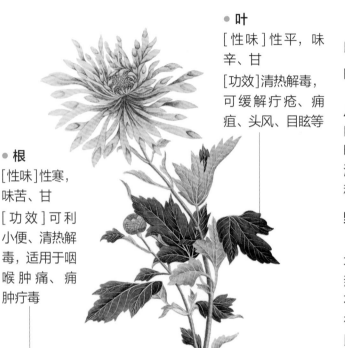

● **叶**
[性味] 性平，味辛、甘
[功效] 清热解毒，可缓解疔疮、痈疽、头风、目眩等

● **根**
[性味] 性寒，味苦、甘
[功效] 可利小便、清热解毒，适用于咽喉肿痛、痈肿疔毒

良品鉴别

白菊花

分为毫菊、滁菊、怀菊、川菊等10余种。经常泡饮白菊花，可平肝阳、清肝火、明目等。产于安徽亳州、涡阳及河南商丘的白菊花，称为亳菊。

野菊花

为菊科菊属野生或栽培花卉，功效上偏重于清热解毒，是中成药中所用菊花的主要原材料。野菊花有祛风、清热、解毒之功效，比较适合有高血压和患有前列腺炎的人群食用。

药膳养生方

苦瓜菊花猪瘦肉汤

材料

猪瘦肉400 g，苦瓜200 g，菊花10 g，盐5 g。

做法

❶ 猪瘦肉洗净，切块，氽水；苦瓜洗净，切片；菊花洗净，备用。

❷ 锅中注水，烧沸，放入猪瘦肉块、苦瓜片、菊花，慢炖1小时后，加盐调味即可。

功效提醒

本品能改善目赤肿痛、口干舌燥、小便黄赤、大便秘结等症，还可以预防高血压、高脂血症、中风等症。

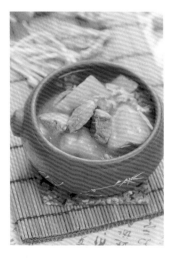

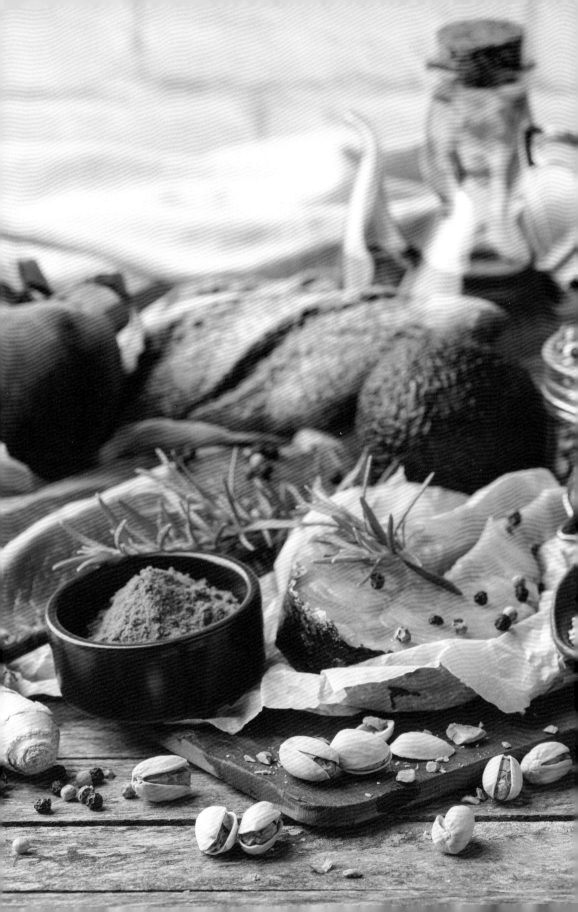

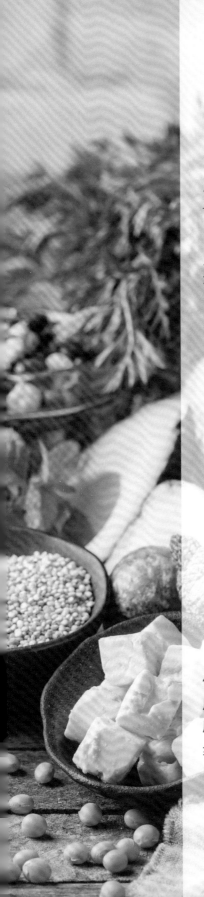

第二章

辨清体质方可
因人施膳

　　人的体质、年龄不同，用药膳时也应有差异。小儿体质娇嫩，选择药材不宜大寒大热；老人多肝肾不足，用药不宜温燥；孕妇不宜用活血化瘀之品。每个人的体质都有差别，辨别自己的体质是开启药膳养生的第一步，盲目进补有时会适得其反。因此，只有清楚地认识自己的体质后，才能有针对性地调补，成为名副其实的"养生达人"。

现代中医关于体质的论述

不同的人有不同的体质，不同的体质是由先天遗传、后天居住环境、饮食习惯等多方面因素形成的。不同的体质带给我们不同的生命体验。那么，中医对体质有着怎样的看法呢？

◎ 什么是体质

所谓体质，是指在人的生命过程中，在先天禀赋和后天获得的基础上，逐渐形成的在形态结构、生理功能、物质代谢和性格心理方面综合的、固有的一些特质。体质可高度概括为形和神两个方面。形主要是形态结构，也就是人体看得见、摸得着的形态结构的物质部分，如肌肉、骨骼等。神包括功能活动、物质代谢过程、性格心理、精神，比如心跳、呼吸、吸收、消化、排泄，以及人的性格特点、精神活动、情绪反应、睡眠等。形神结合就是生命形成，形神和谐就是健康，形神不和就是疾病发生，形神相离代表死亡。

◎ 体质决定健康

体质的变化决定健康的变化。每个人的体质都具有相对的稳定性，但是也具有一定范围的动态可变性、可调性，才使体质养生具有很好的实用价值。通过调养，可以使体质向好的方面转化。体质养生就是顺应体质的稳定性，优化体质的特点，改善体质不好的地方和明显的偏颇。体质决定了我们的健康，决定了我们对于某些疾病的易感性，也决定了我们得病之后的反应及治疗效果和预后转归，所以，了解自己的体质并根据自身体质来制订药膳养生食谱，对我们每个人来说都非常重要。

◎ 养生需要分体质

一个人是否容易生病、身体状况如何，是由体质决定的。体质分先天和后天，先天的体质是父母赋予我们的，我们无法改变，后天体质却是可以由我们自己掌握的。因此，我们要注重后天的养生。但并不是所有的人都适用同一种养生方法，养生还需分体质。人的形体有胖瘦、体质有强弱、脏腑有偏寒偏热之分，其所受的病邪，也都根据个人的体质、脏腑之寒热而各不相同。所以养生要因人而异，体现个体差异，不能所有的人都按照相同的方法养生。

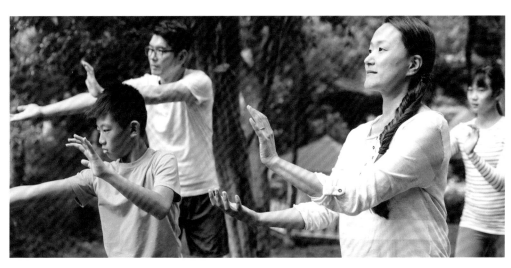

9种体质自测

人们要想通过食用药膳来养生，首先要辨清自己是何种体质，这样才能因人施膳，从而达到养生的目的。《黄帝内经》将人的体质大致分为以下9种。

体质类型	体质特征
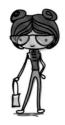平和体质	阴阳气血调和，体形匀称健壮，面色、肤色润泽，头发稠密、有光泽，目光有神，鼻色明润，嗅觉通利，唇色红润，不易疲劳，不易生病，生活规律，精力充沛，耐受寒热，睡眠良好，饮食较佳，二便正常。 性格开朗随和，对环境和气候的变化适应能力较强
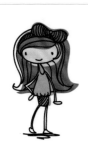气虚体质	元气不足，肌肉松软不实，平素语音低弱，气短懒言，容易疲乏，精神不振，易出汗，舌淡红，舌边有齿痕，脉弱，易患感冒、内脏下垂等病。 性格内向，不喜冒险，不耐受风、寒、暑、湿邪。需要加强体育锻炼，选择适合自己的运动项目和强度，如瑜伽、太极拳等活动。 气虚体质的人平素宜采用饮食调理，多吃易消化、性平味甘的食物，补中益气
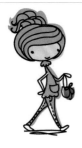阳虚体质	畏寒怕冷，手足不温，肌肉松软不实，喜热饮食，精神不振，舌淡胖嫩，脉沉迟，易患肿胀、泄泻等病，感邪易从寒化。 性格多沉静、内向，耐夏不耐冬，易感风、寒、湿邪。需要加强体育锻炼，如适当选择瑜伽、太极拳、五禽戏等活动
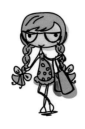阴虚体质	口燥咽干，手足心热，体形偏瘦，鼻微干，喜冷饮，大便干燥，舌红少津，脉细数，易患虚劳、失精、不寐等病，感邪易从热化。 性情急躁，外向好动、活泼，耐冬不耐夏，不耐受暑、热、燥邪。 阴虚体质的人平素适当食用可以滋补阴液及甘凉滋润的食物，少食过度温补燥热的食物，以免耗伤阴液

体质类型	体质特征
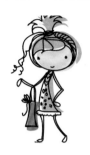湿热体质	面垢油光，易生痤疮，口苦口干，身重困倦，大便黏滞不畅或燥结，小便短黄，男性易阴囊潮湿，女性易带下增多，舌质偏红，苔黄腻，脉滑数，易患疮疖、黄疸、热淋等。 容易心烦急躁，对夏末秋初的湿热气候，湿重或气温偏高环境较难适应。应注意起居环境的改善和饮食调理，不宜暴饮暴食、酗酒，少吃肥腻食品、甜品
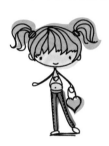痰湿体质	体形肥胖，腹部肥满，面部皮肤油脂较多，多汗且黏，胸闷，痰多，口黏腻或甜，喜食肥甘甜黏之品，苔腻，脉滑，易患消渴、中风、胸痹等病。 表现为精神不振、头晕目眩、水肿、睡时鼾声如雷。 性格偏温和、稳重，多善于忍耐，对梅雨季节及湿重的环境适应能力差
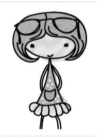血瘀体质	肤色晦暗，色素沉着，容易出现瘀斑，口唇黯淡，舌暗或有瘀点，舌下络脉紫暗或增粗，脉涩，容易患痛证及血证等。 血瘀体质者易烦、健忘，不耐受寒邪
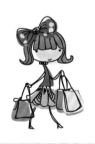气郁体质	神情抑郁，忧虑脆弱，形体瘦弱，烦闷不乐，舌淡红，苔薄白，脉弦，易患脏躁、梅核气、百合病及抑郁症等。 气郁体质者对精神刺激的适应能力差，不适应阴雨天气。平时注意心理调适，调神养性，维持心理平衡，需要加强体育运动
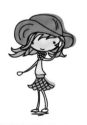特禀体质	常见于哮喘、风疹、咽痒、鼻塞、打喷嚏等症患者；患遗传性疾病者有垂直遗传、先天性、家族性特征；先天性禀赋异常者或有畸形，或有生理缺陷；患胎传性疾病者具有母体影响胎儿个体生长发育及相关疾病的特征。 特禀体质者对外界环境适应能力较差

平和体质

平和体质属健康体质，一般不需要特殊调理，但饮食应有节制，营养要均衡，饮食粗细搭配要合理，少食过冷或过热的食物。

☺ 宜选食材、药材

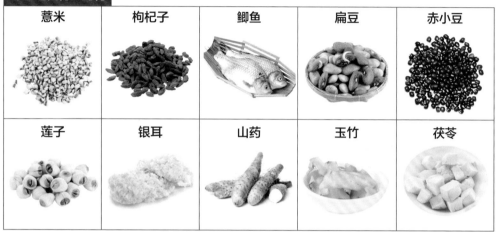

薏米	枸杞子	鲫鱼	扁豆	赤小豆
莲子	银耳	山药	玉竹	茯苓

健康自查

☑体形匀称　☑面色红润　☑较少生病　☑精力充沛

♡ 饮食要点

- 饮食不宜有偏嗜，以免破坏身体平衡。
- 宜根据四时和环境变化调节饮食，使身体与自然保持平衡。
- 选择食能够缓补阴阳的食物来增强体质，如粳米、红薯、南瓜等。

♡ 自我调理

- 平和体质者的首要任务就是养心。不良情绪会导致五脏不和、精气耗损，使体质出现偏颇，导致疾病的发生。所以，建议平和体质的人群通过瑜伽、冥想、听音乐等方式来静心养心。

滋阴润燥+益气补虚

玉竹枸杞粥

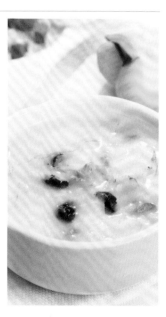

材料

大米100 g，玉竹30 g，枸杞子20 g，红枣、冰糖各适量。

做法

❶ 大米、红枣洗净，用清水浸泡；枸杞子、玉竹分别洗净，备用。

❷ 锅置火上，加水，放入大米煮至七成熟，加玉竹、枸杞子、红枣煮成粥，根据个人口味加冰糖调味即可。

功效提醒

此品具有滋阴润燥、益气补虚的功效。枸杞子能养肝、补肾、润肺，还有明目、增强人体免疫力的作用。

气虚体质

气虚体质是一种以气虚体弱、脏腑功能状态低下为主要特征的体质状态。气虚体质者宜多用性平偏温、具有补益作用、易消化、性平味甘的药材和食材。

☺宜选食材、药材

葡萄干	苹果	鳝鱼	黄芪	南瓜
红薯	人参	党参	太子参	

健康自查

☑少气懒言　☑语声低微　☑乏力疲倦　☑常出虚汗　☑精神不振　☑面色苍白

♥ 饮食要点
- 选择性平偏温的食材，宜加热后食用。
- 易疲劳、患感冒的气虚体质者应多食补气的食材、药材，如高丽参、人参等。
- 宜多食暖身健脾的食材，如生姜、红茶等。
- 不宜食用生冷、油腻、甜腻的食物，如西瓜、水梨及蚌类等。

♥ 自我调理
- 时常按压足三里、气海两穴，或针灸刺激这两处穴位，能健脾益气、强身健体，可有效改善气虚。
- 气虚体质的人群可坚持进行太极拳、太极剑、散步、保健操等日常运动，可以起到固肾气、壮筋骨的效果。

补中益气+增强体质

黄芪豌豆粥

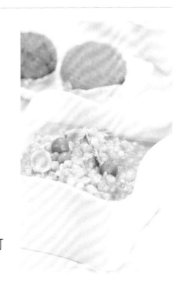

材料
荞麦80 g，豌豆30 g，黄芪3 g，冰糖或白糖10 g。

做法
❶ 荞麦泡发，洗净；豌豆、黄芪均洗净。

❷ 锅置火上，加适量水，放入荞麦、豌豆煮开。

❸ 加入黄芪、冰糖，同煮至粥呈浓稠状即可。

功效提醒
黄芪是补气佳品，荞麦、豌豆都可补益健脾。此品可补中益气，提高机体的抗病能力和康复能力。

阳虚体质

阳虚体质是指当人体脏腑功能失调时易出现体内阳气不足、阳虚生里寒的表现。阳虚体质者可多食属性温热的药材和食材。

☺宜选食材、药材

韭菜	核桃	羊肉	虾	杜仲
鹿茸	肉苁蓉	山药	淫羊藿	

健康自查

☑脸色淡白无光　☑四肢欠温　☑懒言　☑小便清长或短小　☑气息微弱　☑肢体水肿

○ 饮食要点

- ➡ 多食温阳食物，如羊肉、虾等。
- ➡ 宜食味辛、性温热的食物，如大蒜、韭菜等。
- ➡ 不宜食生冷、冰冻之品，如冰镇饮料、冰镇果汁、雪糕等。
- ➡ 适当吃些熟萝卜、白菜、芹菜、青菜等，以免进补过度而上火。

○ 自我调理

- ➡ 阳虚体质者宜选择在春夏季节锻炼身体，一天中则宜选择阳光充足的上午，其他时间宜在通风、保暖的室内进行。
- ➡ 阳虚体质人群还应该注意精神调养，避免消沉，要多与积极、乐观的人沟通谈心。

滋补肝肾+强健筋骨
猪大肠核桃汤

材料

猪大肠200 g，核桃仁60 g，熟地黄30 g，红枣10颗，姜、葱、料酒、盐各适量。

做法

❶ 猪大肠洗净焯3分钟，切块；核桃仁捣碎；红枣洗净，备用；熟地黄用干净纱布袋装好。

❷ 锅内加水适量，放入上述食材、纱布袋，大火烧沸，改用小火煮40~50分钟。

❸ 拣出纱布袋，调入盐、料酒即成。

功效提醒

本品可补肝肾、强筋骨，主要适用于病后体虚乏力、习惯性便秘、神经衰弱的患者。

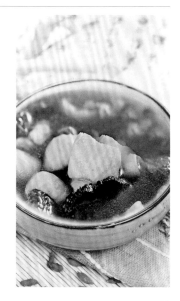

阴虚体质

阴虚是指当脏腑功能失调时，易出现体内阴液不足、阴虚生内热的证候。应根据不同的阴虚症状，选用合适的药材和食材。

☺宜选食材、药材

柠檬	苹果	雪梨	香蕉	西红柿
银耳	百合	玉竹	枸杞子	石斛

健康自查

☑眼睛干涩、皮肤偏干　☑急躁、情绪波动大　☑面部燥红　☑舌少苔或有裂纹　☑潮热盗汗

♡ 饮食要点

- 阴虚体质者平时应多食鸭肉、绿豆、冬瓜等甘凉滋润之品。
- 宜多吃清甜的水果，如葡萄、雪梨、苹果等。
- 不吃伤阴的温燥食物，如辛辣、香浓食物和油炸、煎炒的食物，如辣椒、大蒜、韭菜、羊肉等。

✚ 自我调理

- 要尽量避开烈日酷暑，避免出汗太多，出汗后要及时补充水分。
- 要合理安排自己的生活，保证充足的睡眠，以免焦急上火、思虑过重。
- 手指多按压或针灸三阴交穴，改善阴虚。

润肺清燥+健养脾胃

雪梨猪腱汤

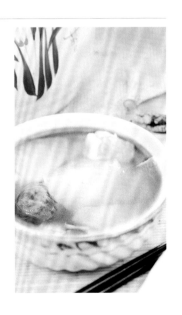

材料

猪腱500 g，雪梨1个，无花果（干）8个，盐5 g（或冰糖10 g）。

做法

❶ 猪腱洗净，切块；雪梨洗净，去皮，切成块；无花果用清水浸泡，洗净。

❷ 上述食材放入锅内，加水煮沸，小火煲2小时。

❸ 加盐调成咸汤，或加冰糖调成甜汤即可。

功效提醒

此汤可养阴清热、补中益气、健养脾胃。

湿热体质

湿热体质是以湿热内蕴为主要特征的体质状态。外湿多指潮湿环境或高温环境，尤其对夏末秋初的湿热气候较难适应。内湿是一种病理产物，常与脾胃消化功能减弱有关。

宜选食材、药材

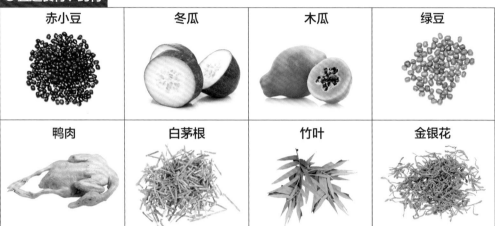

赤小豆	冬瓜	木瓜	绿豆
鸭肉	白茅根	竹叶	金银花

健康自查

☑ 倦怠　☑ 脸上出油多　☑ 头发容易脏、出油　☑ 舌苔黄腻　☑ 下肢酸重

◯ 饮食要点
- 应多食用具有清热利湿功效的食材和药材，如赤小豆、绿豆、鸭肉等。
- 宜每天用竹叶、荷叶泡茶饮用来除湿。
- 不宜暴饮暴食、酗酒，少吃肥腻食品、甜味品，以保持良好的消化功能。

◯ 自我调理
- 不要长期熬夜或者过度疲劳，适当进行休息和调整。
- 要保持二便通畅，防止湿热积聚。
- 适当做强度高、运动量大的锻炼，如中长跑、游泳、爬山等，消耗体内多余热量，排泄多余水分，从而达到清热除湿的目的。

清热解毒+祛风散热

金银花饮

材料
金银花20g，山楂10g，蜂蜜25g。

做法
❶ 将金银花、山楂放入锅内，加适量水。

❷ 先用大火烧沸，5分钟后取药液一次，再加水煎熬一次，取汁。

❸ 将两次药液合并，稍冷却，然后放入蜂蜜，搅拌均匀即可饮用。

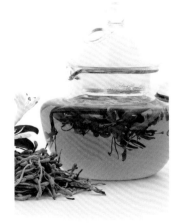

功效提醒
此品具有清热解毒、祛风散热的功效，同时也具有开胃、消食的作用。

痰湿体质

痰湿体质者脾胃功能相对较弱，气血津液运行失调，导致水湿在体内聚积成痰。痰湿体质者养生重在祛除痰湿，畅通气血，宜食味淡，性温、平的食物。

☺宜选食材、药材

薏米	白扁豆	燕麦	山药	玉米
蚕豆	山药	白术	陈皮	茯苓

健康自查

☑易肥胖　☑面部皮肤油脂较多　☑面色淡黄而暗　☑舌苔白腻或甜　☑容易困倦

♥ 饮食要点

➡ 多食能通便、利尿及富含膳食纤维的食物。

➡ 不宜吃肥甘油腻、酸涩之食品，不宜饮酒。

➡ 不宜过饱。

➡ 限制盐的摄入。

➡ 不宜食用湿热的食物，也不适合食用过于寒凉的食物。

♥ 自我调理

➡ 坚持适量的户外运动，如散步、慢跑、八段锦、五禽戏及各种舞蹈，并逐步增大运动量，排出体内多余水分、废物，改善虚胖。

➡ 坚持饭后散步、慢跑，将饮食与运动很好地结合起来。

健脾和胃+理气燥湿

陈皮山楂菊花茶

材料

陈皮12 g，山楂10 g，菊花5 g，冰糖适量。

做法

❶ 将陈皮、山楂、菊花一起放入煮锅中。

❷ 加 800 mL 水，以大火煮开，转小火续煮 20 分钟。

❸ 根据个人口味加入适量冰糖，小火煮至溶化即可。

功效提醒

此品具有理气、健脾、燥湿的功效，可促进身体新陈代谢，有提神醒脑的作用，还可以清热解毒、促消化。

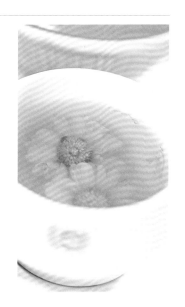

血瘀体质

血瘀体质者血脉运行不通畅，不能及时排出和消散离经之血，就会淤积于经脉或脏腑器官组织之内，从而出现一系列体质特点，多半是情绪意志长期抑郁或久居寒冷地区，脏腑功能失调造成。

☺ 宜选食材、药材

山楂	金橘	洋葱	大蒜	当归
红花	丹参	桃仁	三七	

健康自查

☑脸色或唇色发暗　☑出血　☑下肢静脉瘤　☑慢性关节痛　☑舌暗、有瘀血　☑头发容易脱落

♥ 饮食要点
● 多食有活血化瘀功效的食材和药材，如金橘、山楂、黑木耳、三七、红花等。
● 忌食有涩血作用的食物，如乌梅、柿子、李子、石榴、花生米等。
● 慎食高脂肪、高胆固醇的食物。
● 不宜食用偏寒凉的食物。

◑ 自我调理
● 不宜长时间保持一个姿势，每隔1小时要活动肢体几分钟。
● 宜选择盆浴，使身体保持充分放松的状态。
● 多用手指按压或简单针灸血海穴，促进血液循环。
● 多做一些有益于血液循环的活动，如各种舞蹈、太极拳等。

活血化瘀+凉血解毒

蛇舌草红豆汤

材料
红豆200 g，白花蛇舌草、红糖各适量。

做法
❶ 红豆和白花蛇舌草洗净，红豆浸泡一夜，备用。

❷ 锅中加水约1200 mL，放入白花蛇舌草，煎煮至剩2碗水时滤渣取汁。

❸ 将药汁加红豆，以小火续煮至熟烂，加入红糖调味即可。

功效提醒
服用此品可凉血解毒、活血化瘀，还具有利水消肿、清热利湿的功效。

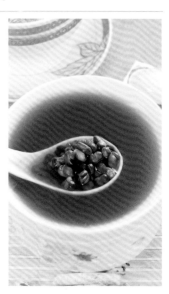

气郁体质

气郁体质者主要是由于长期情志不畅、性格内向不稳定、敏感多虑，常表现为经常叹气、食欲不振、精力不集中等，养生重在疏肝理气。

☺宜选食材、药材

橘子	柚子	洋葱	丝瓜	圆白菜
香菜	薄荷	菊花	陈皮	酸枣仁

健康自查

☑食欲不振　☑经常叹气　☑大便不畅　☑精神不集中　☑敏感多疑　☑面色晦暗或萎黄

♡ 饮食要点
- 宜多选用具有理气解郁、调理脾胃功能的食物，如橘子、柚子、菊花、白萝卜、玫瑰花等。
- 少食收敛酸涩之物，如乌梅、石榴等。
- 不可多食冰冷食品，如冰激凌、冰冻饮料等。

✚ 自我调理
- 气郁体质者可经常听一些节奏欢快、振奋心情的音乐，让自己心情舒畅。
- 多和性情开朗的人在一起，让自己被快乐、积极的情绪感染。
- 每天坚持做肢体伸展运动，使肝气得到疏泄。

疏肝解郁+行气活血

玫瑰香附茶

材料
玫瑰花5朵，香附10 g，冰糖15 g。

做法
❶ 香附放入煮壶，加入 600 mL 水煮开，转小火续煮 10 分钟左右。

❷ 取陶瓷杯以热水烫温，放入玫瑰花，倒入香附水冲泡，加冰糖调味即可。

功效提醒
本品具有疏肝解郁、行气活血的作用，还可以促进血液循环、美容、调经止痛。

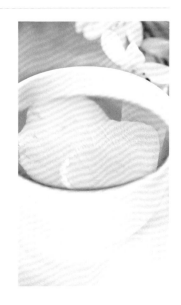

特禀体质

特禀体质也就是过敏体质，属于一种偏颇的体质类型，是遗传因素和先天因素所造成的特殊状态的体质。特禀体质者饮食宜益气固表，起居应尽量避开过敏原，同时需要加强体育锻炼。

☺ 宜选食材、药材

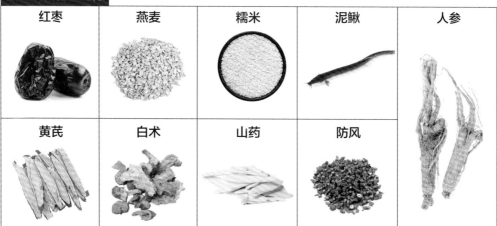

红枣	燕麦	糯米	泥鳅	人参
黄芪	白术	山药	防风	

健康自查

☑ 哮喘　☑ 起风疹　☑ 咽痒　☑ 鼻塞、流涕　☑ 打喷嚏　☑ 季节性过敏

♡ 饮食要点

➡ 宜多吃一些益气固表的药材和食材，如人参、黄芪、山药等。

➡ 少食酒、辣椒等辛辣之品，更应避免腥膻发物及含致敏物质的食物。

➡ 忌食生冷、油腻之品。

✚ 自我调理

➡ 保持室内清洁，被褥、床单要经常洗晒，可预防尘螨过敏。

➡ 春季室外花粉较多时，要减少室外活动时间，可预防花粉过敏。

➡ 不宜养宠物，起居应当有规律，保证充足的睡眠。

补中益气+疏肝解郁

香附豆腐泥鳅汤

材料

泥鳅300 g，豆腐200 g，香附10 g，红枣15 g，盐、高汤各适量。

做法

❶ 将泥鳅处理干净；豆腐切小块；红枣洗净；香附洗净，煎汁，备用。

❷ 锅中倒入高汤，加泥鳅、豆腐块、红枣煲至熟，倒入香附药汁，煮开，加盐调味即可。

功效提醒

此品有补中益气、疏肝解郁、利水消肿、补益脾肾的功效，同时也是保肝疏肝的佳品，适合肝炎患者食用。

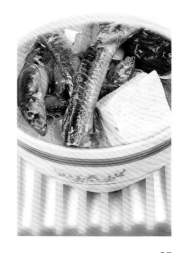

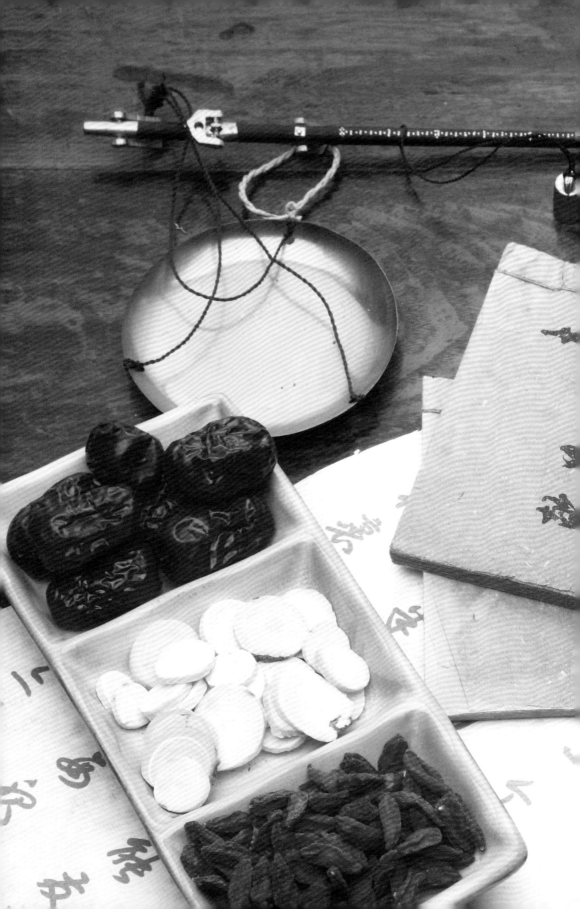

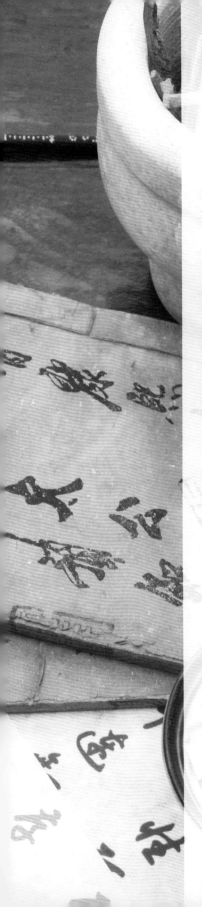

第三章

药膳基本常识
快速预览

"健康长寿"，这是每个人对未来生活的美好愿望和企盼。俗话说"吃什么长什么"，不难看出，日常所食用的食物质量会直接影响我们的身体状况。因此，知晓一些药材的配伍，药材的保存与使用，五性、五味和五色药材养生及日常饮食宜忌等知识很有必要。

中药材配伍早知道

"配伍"是指按病情需要和药性特点，有选择地将两味以上的药物配合来使用，但这不代表所有的中药都可配伍使用，中药的配伍也存在相宜相忌。下面让我们来熟悉一下中药材常见的 7 种配伍关系。

◎ 中药材的 7 种配伍关系

单行

用单味药调养。如清金散，单用黄芩治轻度肺热咯血；独参汤可补气救脱。

相使

性能功效有共性的药物配伍，一药为主，一药为辅，辅药能增强主药的作用。如茯苓与黄芪配伍，能助黄芪补气利水。

相须

将药性功效相似的药物配伍，可增强效果。如桑叶和菊花配伍，可增强清肝明目的功效。

相反

即两种药物合用，能产生或增加其原有的毒副作用。如配伍禁忌中的"十八反""十九畏"中的药物。

相恶

两药物合用，一种药物能中和甚至去除另一种药的某些功效。如莱菔子能中和人参的补气功效，所以人参恶莱菔子。

相畏

一种药物的毒性能被另一种药物减轻或消除。附子配伍干姜，附子的毒性能被干姜减轻或消除，所以附子畏干姜。

相杀

即一种药物能减轻或消除另一种药物的毒性或副作用。如干姜能减轻或消除附子的毒副作用，因此说干姜杀附子之毒。由此可知，相杀、相畏实际上是同一配伍关系的两种不同说法。

◎ 妊娠用药禁忌

根据临床实践，将妊娠禁忌药物分为"禁用药"和"慎用药"两大类。

禁用药多属剧毒药或药性峻猛，以及堕胎作用较强的药，如水银、砒霜、雄黄、轻粉、甘遂、大戟、芫花、牵牛子、商陆、马钱子、蟾蜍、川乌、草乌、藜芦、胆矾、瓜蒂、巴豆、麝香等。

慎用药主要包括大辛大热药、破血活血药、破气行气药、攻下滑利药及祛寒药中的部分药，如桃仁、红花、牛膝、川芎、姜黄、大黄、番泻叶、牡丹皮、枳实、芦荟、附子、肉桂、芒硝等。

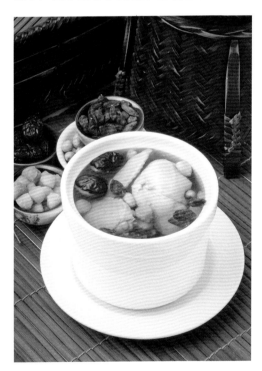

中药可单用，也可与其他药材搭配食用，搭配得当才能发挥药膳的真正作用。

正确保存和使用药膳原料

药膳之所以能发挥作用，与药膳中所用药材与食材新鲜、无污染及其营养成分有关。因此，我们要正确保存药膳原料。此外，正确使用药膳原料对于药膳的功效发挥也有非常重要的影响。

◎ 药膳原料的保存

药膳原料保存得当与否，对药膳的发挥有极大的影响，如果药膳材料保存不当，其发挥作用的成分就会大大减少，从而失去价值。

药膳材料一般都以放置在阴凉、干燥、通风处为佳。有些易腐烂、变质的食材像蛋类、蔬菜类，可置于冰箱内保存。需要长时间保存的药材，最好放在密封容器内或袋子里，或者冷藏。药材都有一定的保质期，任何药材都不宜存放太长时间。虫蛀或发霉的药材不可再继续使用。如果买回来的药材上有残留物，要在使用前用清水浸泡30分钟，再用清水冲洗，才可入锅。药材受潮后，要放在太阳底下充分晒干，或用干炒的方法将多余水分去除。

◎ 药膳原料的使用

药膳的制作除了要遵循相关医学理论，要符合食材、药材的宜忌搭配之外，还有一定的窍门，这样可以让药膳吃起来更像美食。

1. 适当添加一些甘味的药材

具有甘味的药材既有不错的功效，又可以增加菜肴的甜味，如汤里加一些枸杞子，不仅能起到滋补肝肾、益精明目的作用，还能让汤更加香甜美味。

2. 用调味料中和药味

人们日常生活中所用的糖、酒、油、盐、酱、醋等均属药膳的配料，利用这些调味料可以有效中和药味。如果是炒菜，还可以加入一些味道稍重的调味料。

3. 将药材熬汁使用

这样可以使药性变得温和，又不失药效，还可以中和药味，可谓"一举三得"。

4. 药材分量要适中

切忌做药膳时用的药材分量与熬药时相同，否则会使药膳药味过重，从而影响菜品的味道。例如当归、川芎、灵芝、西洋参等，过量的话不但药味浓，且整个汤会呈现苦味。

5. 药材装入布袋使用

这样可以防止药材附着在食物上，既减少了苦味，又维持了菜肴的外观和颜色。

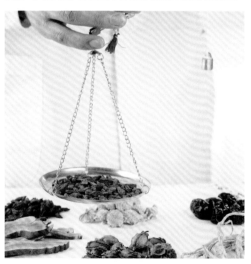

药膳要兼顾药效与美味，因此，中药的用量是有讲究的，不熟悉中药的朋友最好还是参照本书中推荐的药膳方来做。

另外，还要注意药膳的配料要根据就餐者不同的生理状况配以不同的药材，以达到强身健体、调理疗伤的功效。最重要的一点是，使良药苦口变为良药可口。

五性药膳养生: 寒、凉、温、热、平

中医将药材和食材分成五性、五味、五色。"五性"即寒、凉、温、热、平五种不同的性质，也指人体食用后的身体反应。食后能减轻体内热毒的食物属寒凉之性，食用后能减轻或消除寒证的食物属温热之性。

寒凉性

寒凉性质的药材和食物大多有清热、泻火、解暑、解毒的功效，能减轻或消除热证，适合体质偏热，如易口渴、喜冷饮、怕热、小便黄、易便秘的人，一般人在夏季食用。如金银花缓解热毒疗疮，夏季食用西瓜可解渴、利尿等。寒与凉只是程度上有所差异，凉次于寒。对于阳虚体质的人，不宜长期或过量食用凉性食物，以免诱发或加剧阳气不足。

常见寒凉性食材：绿豆、西瓜、苦瓜、西红柿、香蕉、梨、田螺、柚子、山竹、海带、紫菜、竹笋、油菜、莴笋、芹菜、薏米、赤小豆、白萝卜等。

常见寒凉性药材：金银花、菊花、石膏、知母、黄连、黄芩、栀子、桑叶、板蓝根、蒲公英、鱼腥草、淡竹叶、马齿苋、葛根等。

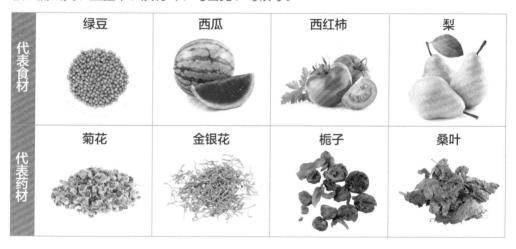

代表食材	绿豆	西瓜	西红柿	梨
代表药材	菊花	金银花	栀子	桑叶

温热性

温热性质的药材和食材均有抵御寒冷、温中补虚、暖胃的功效，可以减轻或消除寒证，适合体质偏寒，如怕冷、手脚冰冷、喜欢热饮的人食用。凡是能够缓解寒证的食物，大多数属于温性或热性，但是温热性的食物却有助热燥火的弊端，例如羊肉、辣椒、姜、葱、大蒜、酒等食物多有散寒暖胃的作用，寒性或虚寒怕冷的人宜多吃，但是患热性病、阴虚火旺体质的人忌食。

常见温热性食材：姜、韭菜、荔枝、杏、板栗、葱、糯米、羊肉、虾、鲢鱼、鳝鱼、辣椒、花椒、胡椒、洋葱、大蒜、榴梿等。

常见温热性药材：黄芪、五味子、当归、何首乌、红枣、桂圆肉、鸡血藤、鹿茸、杜仲、肉苁蓉、淫羊藿、锁阳、肉桂、补骨脂等。

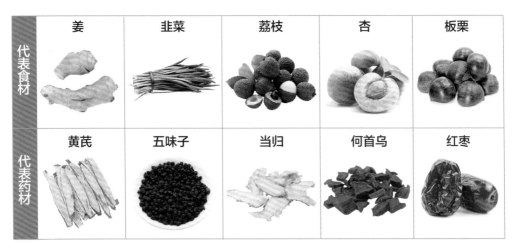

	姜	韭菜	荔枝	杏	板栗
代表食材					
	黄芪	五味子	当归	何首乌	红枣
代表药材					

平性

平性的药材、食材介于寒凉和温热性药材、食材之间，具有开胃健脾、强壮补虚的功效且容易消化。各种体质的人都适合食用。

常见平性食材：胡萝卜、土豆、黄豆、大米、花生、蚕豆、无花果、李子、牛肉、黄鱼、鲫鱼、牛奶等。

常见平性药材：党参、太子参、灵芝、莲子、甘草、银耳、黑芝麻、茯苓、桑寄生、麦芽、乌梅等。

	胡萝卜	黄豆	花生	无花果	鲫鱼
代表食材					
	党参	太子参	灵芝	甘草	莲子
代表药材					

五味药膳养生：酸、苦、甘、辛、咸

> "五味"为酸、苦、甘、辛、咸5种味道，分别对应人体五脏，酸对应肝、苦对应心、甘对应脾、辛对应肺、咸对应肾，可根据各味对应的不同部位及其发挥的作用，选择适宜的药材和食材。

"能收、能涩"的酸味食材与药材

酸味药材和食材对应肝脏，大体都有收敛固涩的作用，可以增强肝脏的功能，常用于盗汗、自汗、泄泻、遗尿、遗精等虚证，如五味子可止汗止泻、缩尿固精。食用酸味食物还可开胃健脾、增进食欲、消食化积，如山楂。酸性食物还能适当减少肠道致病菌，但不宜食用过多，否则会引起消化功能紊乱，引起胃痛等症状。

常见酸味食材：山楂、乌梅、葡萄、橘子、橄榄、荔枝、西红柿、枇杷、醋等。

常见酸味药材：浮小麦、吴茱萸、马齿苋、五味子、佛手、石榴皮、五倍子等。

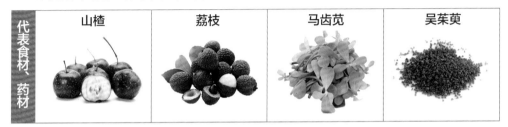

| 代表食材、药材 | 山楂 | 荔枝 | 马齿苋 | 吴茱萸 |

"能泻、能坚"的苦味食材与药材

苦味药材和食材有清热、泻火、除燥湿和坚阴的作用，与心对应，可增强心的功能，用于热证、湿证等，但食用过量，也会导致消化不良，还会对心脏造成一定损伤，影响血液循环。

常见苦味食材：苦瓜、茶叶、青果等。

常见苦味药材：绞股蓝、白芍、骨碎补、赤芍、栀子、槐米、决明子、柴胡等。

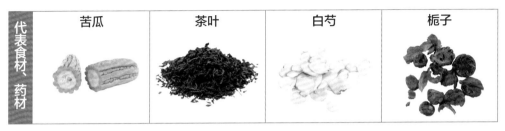

| 代表食材、药材 | 苦瓜 | 茶叶 | 白芍 | 栀子 |

"能补、能缓"的甘味食材与药材

甘味药材和食材有补益、和中、缓急的作用，可以补充气血、缓解肌肉紧张和疲劳，也能中和毒性，有解毒的作用。其多用于滋补强壮、缓和因风寒引起的痉挛、抽

搐、疼痛，适用于虚证、痛证。甘味对应脾，可以增强脾的功能，但食用过多，会引起血糖升高、胆固醇增加，导致糖尿病等。

常见甘味食材：莲藕、茄子、丝瓜、萝卜、牛肉、羊肉等。常食用性平、性温的甘甜食物可以养脾，而性寒凉的甘甜食物则会伤脾阳。

常见甘味药材：丹参、锁阳、沙参、黑芝麻、银耳、桑葚、黄精、百合、熟地黄等。

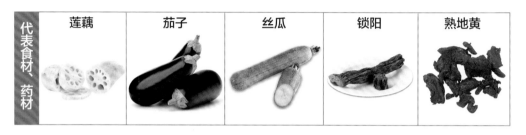

代表食材、药材	莲藕	茄子	丝瓜	锁阳	熟地黄

"能散、能行"的辛味食材与药材

辛味药材和食材有宣发、发散、行血气、通血脉的作用，可以促进胃肠蠕动，促进血液循环，适用于表证、气血阻滞或风寒湿邪等情况。但过量食用会使肺气过盛，诱发痔疮、便秘。秋季气候干燥，因此应少吃辛辣食物。

常见辛味食材：香菜、洋葱、芹菜、辣椒、花椒、茴香、韭菜、葱、大蒜、姜等。

常见辛味药材：红花、川芎、紫苏、藿香、益智仁、肉桂等。

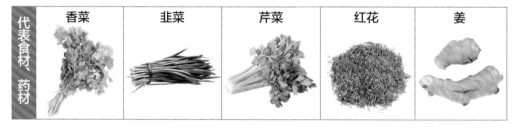

代表食材、药材	香菜	韭菜	芹菜	红花	姜

"能下、能软"的咸味食材与药材

咸味药材和食材有通便补肾、补益阴血、软化体内酸性肿块的作用，还有强化骨骼、强健体魄的作用，常用于热结便秘等症。当发生呕吐、腹泻不止时，适当补充些淡盐水可有效防止发生虚脱。患有心脏病、肾病、高血压的人群不能多吃。

常见咸味食材：海带、海藻、海参、蛤蜊、猪肉、盐等。

常见咸味药材：蛤蚧、鹿茸、龟甲等。

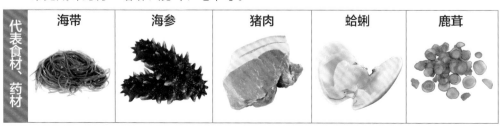

代表食材、药材	海带	海参	猪肉	蛤蜊	鹿茸

33

五色药膳养生：青、黄、赤、白、黑

"五色"为青、黄、赤、白、黑5种颜色，它们也分别与五脏相对应，能起到一定的滋补作用，如青色可养肝、赤色可养心、黄色可养脾、白色可养肺、黑色可养肾。

青色护肝

青色食物中富含膳食纤维，可以清理胃肠，保持肠道正常菌群繁殖，改善消化系统功能，促进胃肠蠕动，保持大便通畅，有效减少直肠癌的发生。青色药材和食材是人体的"清道夫"，富含多种维生素和矿物质，能帮助排出体内毒素，能更好地保护肝脏，还可明目，对眼干、眼痛、视力减退等症有很好的改善作用，如桑叶、菠菜等。

常见药材和食材：桑叶、枸杞叶、夏枯草、菠菜、韭菜、苦瓜、绿豆、青椒、大葱、芹菜、油菜等。

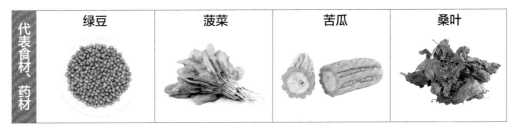

| 代表食材、药材 | 绿豆 | 菠菜 | 苦瓜 | 桑叶 |

黄色健脾

黄色食物中富含维生素C，可以抗氧化、提高人体免疫力，同时也可延缓皮肤衰老。黄色蔬果中的维生素D可促进钙、磷的吸收，能够清除人体内的自由基和有毒物质。黄色药材如黄芪是民间常用的补气药，气虚体质的人群适宜食用。

常见药材和食材：黄芪、甘草、玉米、黄豆、柠檬、木瓜、柑橘、柿子、香蕉等。

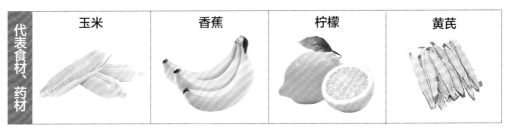

| 代表食材、药材 | 玉米 | 香蕉 | 柠檬 | 黄芪 |

赤色养心

赤色食物中富含番茄红素、胡萝卜素、氨基酸及铁、锌、钙等矿物质，能提高人体免疫力，有抗自由基、稳定癌细胞的作用。赤色食物如辣椒等可促进血液循环，缓解疲劳，祛除寒意，给人以兴奋感；赤色药材如枸杞子对头晕耳鸣、精神恍惚、心悸、健

忘、失眠、视力减退、贫血、目昏多泪等症多有裨益。

常见药材和食材：红枣、枸杞子、牛肉、猪肉、羊肉、红辣椒、西红柿、胡萝卜、红薯、赤小豆、苹果、樱桃、草莓、西瓜等。

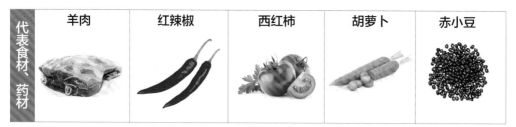

白色润肺

　　白色食物中的米、面富含碳水化合物，是人体维持正常生命活动不可或缺的能量之源。白色蔬果富含膳食纤维，能够滋润肺部，提高免疫力；白肉富含优质蛋白；豆腐、牛奶富含钙质；白果有滋养、固肾、补肺的功效，适合肺虚咳嗽和肺气虚弱导致的哮喘者食用；百合有补肺润肺的功效，体虚肺弱、慢性支气管炎患者适宜食用。

常见药材和食材：百合、白果、银耳、杏仁、莲子、大米、面食、白萝卜、豆腐、牛奶、鸡肉、鱼肉等。

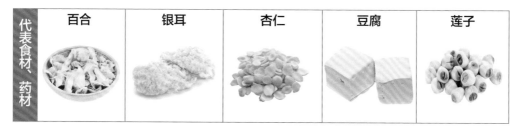

黑色固肾

　　黑色食物含有多种氨基酸及丰富的微量元素、维生素和亚油酸等营养物质，可以养血补肾，有效改善虚弱体质，同时还能提高机体的自愈能力。其富含的黑色素类物质可清除体内自由基，富含的抗氧化成分能促进血液循环、延缓衰老，对改善营养缺乏性贫血有较好的作用。

常见药材和食材：何首乌、黑枣、黑木耳、黑芝麻、黑豆、黑米、海带、香菇、乌鸡等。

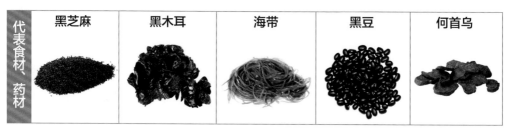

药膳烹调知识和烹调工艺

药膳与药材、食材一样，具有"五性"（寒、凉、温、热、平）和"五味"（酸、辛、甘、苦、咸）的特点，所以在制作药膳时，在考虑其功效的前提下，也要兼顾味道的可口。

◎ **药膳的烹饪要求**

要炮制精美可口、功效显著的药膳其实没那么简单，除了要讲究烹饪技术之外，制作人员的中医药知识、药膳烹调的制作工艺、烹饪过程中的清洁卫生等对药膳的功效和味道都有至关重要的影响。

药膳制作人员除了要精于烹调外，还必须懂得中医、中药的知识，只有这样，才能制作出美味可口、功效显著的药膳。

药膳的烹调制作必须建立在药膳调药师和药膳炮制师配制合格的药膳基础上，按照既定的制作工艺进行烹调制作，保证药膳制成之后，质量达到要求，色、香、味俱全。

对于名贵药物如人参、西洋参、冬虫夏草、燕窝、雪蛤等可与食物共烹，让食客看得见药物；对一些坚硬、价廉药物，可单独煮后滤渣提取药液与食物共烹。

应时刻牢记"辨证施膳"的原则。由于每个人的身体状况、所在的地区、时节各不相同，所以药膳烹调师应严格按照医生的处方配药，然后让药物炮制师对药物进行处理，最后才能进行药膳烹调。

◎ **药膳的烹饪方法**

生活中药膳常用的烹饪方法一般可分为炖、焖、煨、蒸、煮、熬、炒 7 种。人们可根据药膳原料的不同及各人饮食喜好，选择适合的烹饪方法。

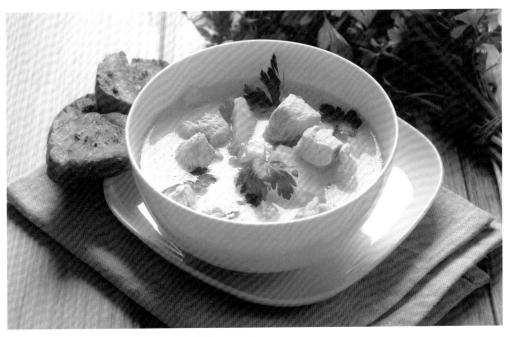

砂锅在烹饪时需小火慢炖，这样食材、药材更易入味。

烹饪方法	步骤	特点
炖	先将食材放入沸水锅里汆去血污和腥膻味，然后放入炖锅内（选用砂锅、陶器锅为佳）；药材用纱布包好，用清水浸泡几分钟后放入锅内，再加入适量清水，大火烧沸后撇去浮沫，再改小火炖至熟烂。时间一般在2~3小时	喝汤为主，汤澄清爽口，原料烂熟、易入味，质地软烂，易于消化，味道鲜浓
焖	将食材冲洗干净，切成小块；锅内放油，烧至六七成热，加入食材炒至变色；再加入药材和适量清水，盖紧锅盖，用小火焖熟即成	食材酥烂、汁浓、味厚，以柔软酥嫩的口感为特色
煨	煨分两种：第一种是将炮制后的药物和食物置于容器中，加入适量清水慢慢地将其煨至软烂；第二种是将所要烹制的药物和食材经过一定的方法处理后，再用阔菜叶或湿草纸包裹好，埋入刚烧完的草木灰中，用余热将其煨熟	加热时间长，食材酥软，口味醇厚，无须勾芡。以老、硬、坚、韧的原料为主，以大块或整块为主
蒸	将原料和调料拌好，装入容器，置于蒸笼内，用蒸汽蒸熟。"蒸"又可细分为以下5种：粉蒸、包蒸、封蒸、扣蒸、清蒸。其中，以清蒸法最为常用，即把药材和食材放在特制的容器中，加入调料和少许白汤，然后上笼蒸制	营养成分不易损失，菜肴形状完整，质地细嫩，口感软滑。美味物质保留在菜肴中，香气不易流失
煮	将药物与食物洗净后放在锅内，加入适量清水或汤汁，先用大火烧沸，再用小火煮至熟	适于体小、质软一类的食材，属于半汤菜，其口味鲜香，滋味浓厚
熬	将药物与食物用水泡发后，去其杂质，冲洗干净，切碎或撕成小块；锅内注入清水，用大火烧沸，撇去浮沫，再用小火烧至汁稠、味浓即可	汤汁浓稠、食材质软，原汤原菜、酥烂不腻、味道鲜香
炒	先用大火将炒锅烧热，然后下油，最后下原料炒熟。炒又可细分为以下4种：生炒、熟炒、滑炒、干炒	加热时间短，味道、口感均较好

日常饮食宜忌

日常饮食中，人们除了要巧妙安排一日三餐和熟知饮食原则外，对于饮食习惯也是需要重视的。哪些饮食习惯宜坚持，哪些饮食习惯应摒弃；哪些食物应该多吃，哪些食物不宜多吃，都非常重要。养成良好的饮食习惯，才能踏上自己的健康旅程。

◎ 宜少食多餐

可以适当增加每天的用餐次数，每餐之间不要超过3小时，但是也不能吃得太多，这样既可以避免过量饮食，又可以让饱腹感持久，降低吃东西的欲望，无形中控制了食欲。如果一次性吃太多，不仅会有饱腹的感觉，而且会让胃容量变得更大。如果每天多吃几餐，每餐又吃得比较少，这样可以缓解胃部压力，身体也有足够的时间去消化所吃的东西。

◎ 宜补充植物蛋白质

对人体健康来说，植物蛋白比动物蛋白有更大的优点。以植物蛋白为主、动物蛋白为辅，不仅能满足人体对各种营养素的需要，而且也有益于人体健康。实践证明，植物蛋白能调节人体和动物血清胆固醇、甘油三酯的含量。大豆蛋白质和酪蛋白相比，有明显的平稳胆固醇水平的作用，可降低冠心病的发病率和死亡率。食物中所含氨基酸的成分和比例越接近人体需要，其生理价值就越高；反之，就越低。为了提高蛋白质的生理价值，可以采取互补的办法，把两种或两种以上蛋白质混合食用，使其中所含蛋白互为补充，尽量接近人体需要的种类和比例。如大豆和玉米混合食用，动物蛋白和植物蛋白混合食用，这样可以取长补短，提高生理价值。

◎ 宜多食藻类食品

海藻中含有的活性多肽功能和胰岛素类似，有利于糖尿病患者的预防和保健。其中富含的优质蛋白质和不饱和脂肪酸对糖尿病、心脏病、高血压患者都非常有益，可以起到预防的作用。海藻中富含的多糖物质，能够提高人体免疫力，还可以预防血小板聚集，减少血液凝块的形成，从而防止血栓的形成，有助于预防动脉粥样硬化。

肥胖或超重的人经常食用海藻食品，有利于减肥瘦身，因为海藻热量低、富含膳食纤维，有利于增加饱腹感。长期食用，可以使干性皮肤变得富有光泽，使油性皮肤油脂分泌减少，还能对头发发质脆弱、分叉、无光泽的问题起到明显的改善作用。需要注意的是，海藻不得与甘草一同食用。甲状腺功能异常者、患有肾病和痛风的人应避免食用。

◎ 宜每天吃适量水果

水果中含有大量的维生素，而且水果一般情况下都是生吃的。它的维生素不易被破坏，其中维生素C具有延缓衰老的作用。水果中的膳食纤维有助于排便，促进身体的新陈代谢，从而达到减肥瘦身的效果。常吃香蕉、苹果等水果，有助于改善睡眠。水果含有丰富的营养和膳食纤维，还能够帮助人体消化、吸收。在饭前半小时吃水果，可以让人产生饱腹感，从而减少对脂肪的需求，利于减肥。但血糖比较高的患者，要避免吃含糖量高的水果。

◎ 忌摄取过多动物性油脂

动物性油脂属于饱和脂肪酸。饱

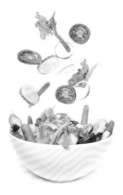

和脂肪酸是人体疾病的罪魁祸首，长期过多摄入，会使人体发胖，诱发高血压、高脂血症和糖尿病等，还会形成动脉血管粥样硬化，诱发其他心脑血管疾病。因此，适当食用动物性油脂是可以的，如果长期、大量食用，有害人体健康。可以选用鱼、低脂肉来代替猪肉、牛肉、羊肉等富含动物性油脂的食物。

◎ 忌生吃海鲜

海鲜中含有大量的优质蛋白质、各种微量元素和维生素，营养是非常丰富的。海鲜的烹饪方法也比较多，现在很多人都会选择生吃海鲜，但是生吃海鲜确实有很多危害。首先，海鲜中含有大量的寄生虫，这些寄生虫将海鲜作为宿主，在海鲜内大量生长和繁殖，有很多寄生虫需要在高温的条件下才会被杀死。如果生吃海鲜，那么这些寄生虫仍然存在于海鲜当中，极大可能会通过生吃而进入人体内；其次，除了寄生虫之外，海鲜有可能还携带各种细菌、病毒，很多人生吃海鲜之后会诱发肠炎，以及其他肠道疾病，严重者甚至会出现其他感染性疾病，因此要特别重视。

◎ 忌"饭后一杯茶"

饭后立即饮茶是不好的习惯，茶里含有较多的茶多酚，会冲淡胃黏膜分泌的胃液，从而使摄入体内的食物不能得到充分消化。长期如此，会使人们出现积食、消化不良等现象。据科学家实验证明，饭后饮用 15 g 茶叶冲泡的茶水，会使所摄入食物中的铁吸收减少 50%。另外，有一些茶叶中含有大量单宁酸，单宁酸会与摄入体内的蛋白质凝结成一种凝固物体，长期饮用，会形成胃结石，影响胃肠道的消化。所以，在吃完饭的 1~2 小时内饮用，才是最适宜的。

◎ 忌乱用中药泡酒

现在有很多人喜欢用中药泡酒来饮用，通常是往白酒中加入人参、枸杞子、蛤蚧或者其他中药材。其中白酒是药酒的主要成分，其酒精度往往较高，长期喝药酒，可能会对人体的肝、肾功能造成影响。如果想保持身体健康，千万不要长期喝药酒，对身体有害。其实，从药酒里面溶解出来的营养成分是相当有限的，这与从食物中摄取的营养成分相比，没有本质区别。从中医理论上讲，药对症，香附、大黄也能起到补益作用；药不对症，人参、鹿茸也会成为毒害，因此不要乱用中药泡酒饮用，应在医生指导下饮用。

◎ 忌常食精制米面

现代人生活水平提高，食物也变得越来越精细，但是仅仅食用精米精面，会对人们的身体健康产生一定的危害，如导致咀嚼能力下降。精细食物大多柔软细腻，不需要过多咀嚼。由于牙齿得不到必要的锻炼，时间一长，咀嚼能力自然就退化了，有些食物就难以品尝。过多食用精细食物还容易便秘，因为精细食物里的膳食纤维没有粗制食物的多，这其中的膳食纤维可以促进肠道的蠕动，使大便通畅。全谷物中不仅有膳食纤维，还含有丰富的维生素、矿物质等，均可帮助人体预防多种疾病。现代营养学也提倡食用全谷类食物，减少精加工食物的摄入。

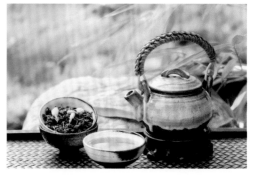

茶有助消化、解油腻的作用，但饭后立即饮茶会对胃肠道造成负担，应于饭后 1~2 小时内饮用。

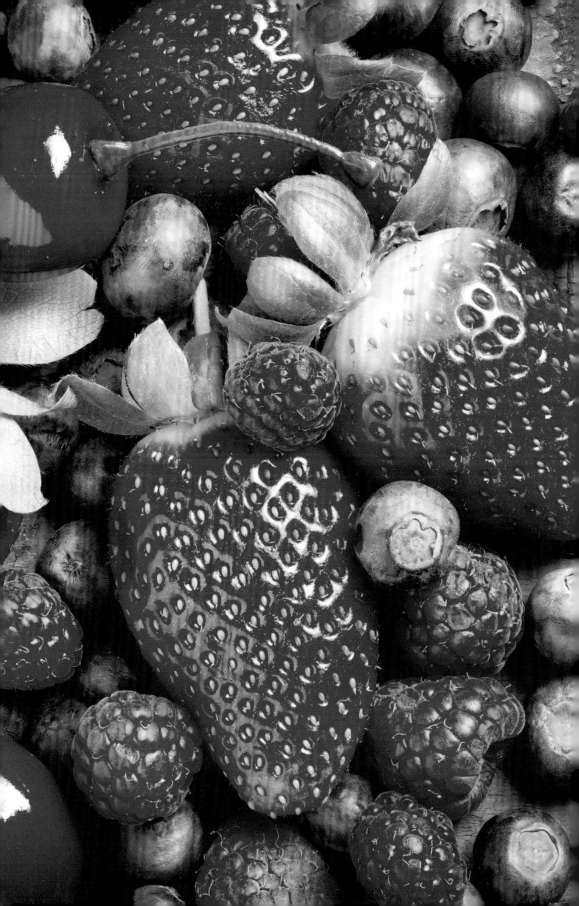

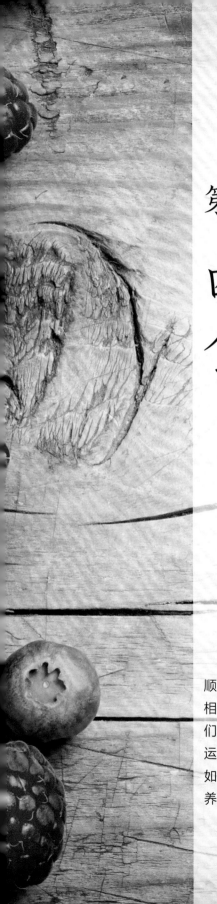

第四章

四季养生食谱

　　冬去春来，寒来暑往，四季交替变换。饮食也需要顺应天时，随着春、夏、秋、冬的自然交替，我们应该相应变换日常饮食，使内外协调统一、阴阳平衡，让我们的身体更加适应外界环境，更有利于自身机体的有机运行，达到养生保健、健康长寿的目的。那么四季应该如何选择恰当的食物，按照什么样的原则进行四季药膳养生？在本章中，你们可获得答案。

春季养生药膳调养原则

春天万物复苏，气候由寒变暖。古人云："天人相应。"因此，日常养生也要顺应季节的气候变化，在饮食上要注意"三春"的不同，在养生药膳选料方面也要遵循一定的原则，这样才能发挥药膳的真正作用，健健康康地度过春季。

◎ 原则一：养护肝脏，少酸多甘

首先，春季饮食应以养肝为先，因为肝与春气相通。中医有"以脏养脏"的说法，补养肝脏可以通过食用动物肝脏来进补，如猪肝、鸡肝等；而补养肝血，则以猪血、鸭血为佳。

其次，早春饮食应遵循高热量、高蛋白的原则。早春天气寒冷，人体为了御寒，要消耗一定的能量来维持基础体温，所以在早春饮食中，除了主食应选用豆制品、芝麻、花生、核桃等食物，以便补充能量，还需要补充优质蛋白质，比如鸡蛋、鱼类、牛肉、鸡肉等。

最后，春季宜遵循少酸多甘的饮食原则。中医认为，"春日宜省酸增甘，以养脾气"。因为春季肝气较旺，肝旺容易犯脾，所以容易出现脾胃虚弱的症状，而酸味的食物会使肝气偏亢，所以春季饮食应少酸涩，忌油腻食物，宜选用甘温之品以养脾胃，可食用党参、枸杞子、大米、鱼肉、豆腐、竹笋、西红柿、胡萝卜等。

◎ 原则二：调补气血，当需食补

春季宜调补气血，根据春季气候乍暖还寒、人体阳气上升的特点，应以升补、柔补为原则，根据自身的身体情况，辨证选用助正气或补元气的滋补品。通常情况下，应选用党参、黄芪、红枣、山药、当归、熟地黄、何首乌等中药材调补气血，还可选用鸡肉、鸭肉、香菇、鲫鱼、牛奶、豆浆等食物，以健脾胃之气。

春季养生"当需食补"，但必须根据春季人体阳气逐渐升发的特点，身体虚弱的人可选用药酒来滋补，如首乌酒，即用何首乌泡酒饮用，可滋补肝肾、乌发明目、养血活血。有风湿性疾病的患者可服用樱桃酒，即将鲜樱桃捣碎或捣烂，浸入米酒中泡一段时间，可补中益气、祛风除湿，对身体虚弱、风湿关节痛、四肢麻木、腰酸腿痛的患者有很好的调理作用。对于肝气郁结、胸闷腹胀的人群，可选用佛手酒、玫瑰花酒饮用，可疏肝理气、解郁安神、活血化瘀，二者对春季肝郁不乐者也有一定的改善作用。

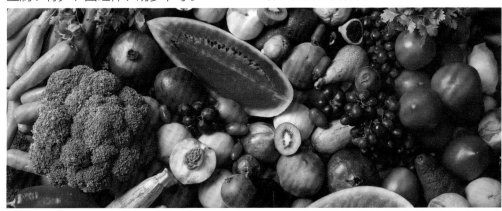

春季饮食在蔬果方面多选用西红柿、胡萝卜、葡萄等，可起到一定的养肝补血作用。

《黄帝内经》中的春季饮食要点

春天是从阴到阳的过渡，是阳气开始升发的时候，万物复苏，百花齐放，此谓"发陈"，因此，春季宜升发阳气，饮食宜升补。根据春季的特点，养生宜从以下 6 个要点着手。

◎ **保护肝脏，清除身体毒素**

肝开窍于目，如果肝血不足，则易使两目干涩，视物昏花。中医有一句话："春令进补有诀窍，养肝明目是首要。"养肝还有一条很重要的原则，就是多饮水、少饮酒，因为肝脏代谢酒精的能力是有限的，多喝酒必伤肝；同时要保持五味不偏。

益气、养肝护肝的药材、食材：动物肝脏、菠菜、红枣、枸杞子、带鱼等。

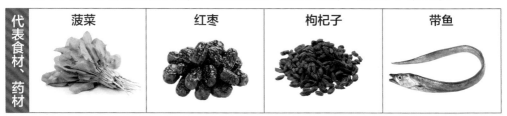

代表食材、药材	菠菜	红枣	枸杞子	带鱼

◎ **疏肝解郁，扫除烦恼忧愁**

朱丹溪在《格致余论》中提到："司疏泄者，肝也。"若肝气疏泄不及，则易使情绪低落、抑郁，胸胁、肝区、乳房等部位出现闷胀不适；若疏泄太过，则易使头目胀痛、急躁易怒、胃脘胀痛等。

疏肝解郁的药材、食材：玫瑰花、柴胡、生菜、猕猴桃、佛手等。

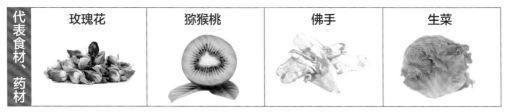

代表食材、药材	玫瑰花	猕猴桃	佛手	生菜

◎ **调补气血，使气顺血畅**

中医认为，人之生以气血为本，人之病无不伤及气血。所谓调理气血，是根据人们体质的差异，采用"补之不足，泻之有余"的原则，使气血和顺。一般来说，体虚的人需要进补，气血亏虚的人以气虚、血虚为主，应气血双补。

补气的药材、食材：人参、党参、太子参、黄芪等。

补血的药材、食材：当归、红枣、阿胶、何首乌等。

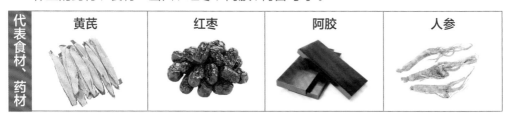

代表食材、药材	黄芪	红枣	阿胶	人参

◎ 调和脾胃，为迎接夏季做准备

中医认为："内伤脾胃，百病由生。"脾胃乃后天之本、气血生化之源，关系到人体的健康，以及生命的存亡。内伤脾胃，就容易感受外邪，招致百病。春季湿气较重，易伤脾胃，造成腹胀、腹泻、厌食等症状。所以，中医十分强调脾胃对人体的重要作用，认为养生要以固护脾胃为主，春季更要注重调养脾胃。

健脾益胃的药材、食材：党参、山药、猪肚、小米、麦芽等。

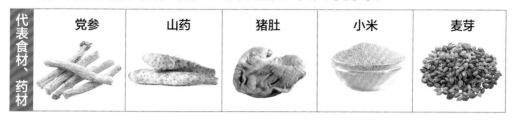

◎ 祛湿化邪，使气机通畅

春季阴雨绵绵，空气湿润，此时，会有外界湿邪入侵人体，而湿邪最易损伤脾阳。湿邪困脾，使运化水液功能受损，水湿积聚，可出现水肿、小便不利等症。同时脾气不升，则胃气不降，可出现嗳气、恶心、呕吐、食少、口中黏腻等症。环境阴暗潮湿、多雨季节，或喜吃甜食、生冷食物、肥甘厚腻食物及饮酒等都是易产生湿证的因素。一定要把好"病从口入"这一关，不吃腐烂变质的食物，不喝生水，生吃瓜果蔬菜一定要先洗净，应多食可以清热利湿的食物，使体内湿热之邪通过小便排出。

祛湿化邪的药材、食材：砂仁、茯苓、白术、陈皮、芹菜、薏米、芡实等。

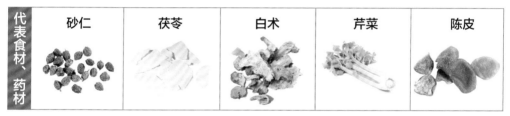

◎ 清热泻火，清除体内积热

春季气温逐渐回升，人体的水分容易通过出汗、呼吸等活动而大量流失，加上大风使地表蒸发强烈，驱走大量水汽，空气湿度大大降低，这会使人口干唇裂，鼻腔黏膜变得干燥、弹性减少，容易出现微小的裂口，防病功能减弱，使许多病菌乘虚而入，导致呼吸疾病的发生。如果人体内的积热被春天的暖风所鼓动向外发散，就会使津液外泄，导致阴虚火旺，出现虚热症状。此时饮食应注意清淡，忌食辛辣刺激性食物，戒烟限酒，注重清虚热。

清热除烦的药材、食材：香椿、春笋、枇杷、苋菜、荸荠、绿豆、梨、白果、苦瓜等。

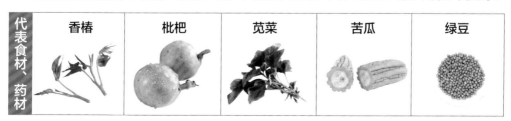

春季养生药膳食谱

滋补肝肾+明目养血

党参枸杞猪肝汤

材料

党参、枸杞子各15g，新鲜猪肝200g，小豆苗、盐各适量。

做法

❶ 将猪肝洗净，切片，用沸水汆烫；将党参、枸杞子洗净；小豆苗洗净，切碎，备用。

❷ 锅中倒入水，将猪肝片、党参、枸杞子、小豆苗一同放进锅里煲至熟。

❸ 最后加盐调味即可。

功效提醒

本汤有滋补肝肾、补中益气、明目养血等功效。

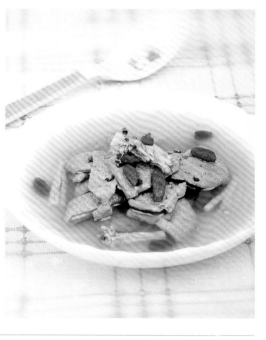

养肝护肝+凉血止血

旱莲猪肝汤

材料

旱莲草5g，猪肝300g，葱段、盐各适量。

做法

❶ 旱莲草放入锅中，加水煮开，继续煮约10分钟；猪肝冲净，切片。

❷ 取旱莲草汤，以中火煮沸，放猪肝片，加盐调味，撒入葱段即可。

功效提醒

有补血止血、养肝护肝的作用，适合肝血不足而导致的视线模糊、夜盲症、眼干症等患者。

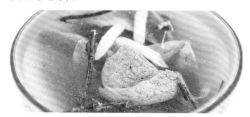

补血养肝+增进视力

首乌鸡肝汤

材料

何首乌15g，鸡肝50g，荷兰豆20g，姜1小块，盐适量。

做法

❶ 鸡肝清洗干净，沥干，切大片。

❷ 荷兰豆洗干净；姜洗净，切丝。

❸ 何首乌入锅，加水煮开15分钟后，放鸡肝片、荷兰豆和姜丝，加盐调味即可。

功效提醒

本品有补肝、补肾、养血的作用，能增进视力，缓解视觉疲劳。

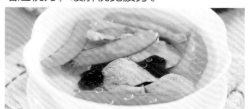

養肝明目＋清心安神

兔肉百合枸杞汤

材料

兔肉60 g，百合130 g，枸杞子50 g，盐适量。

做法

❶ 将兔肉洗净，切成小块；百合洗净，剪去黑边；枸杞子泡发。

❷ 锅中加水烧沸，下兔肉块，氽烫后去除血水，去浮沫后捞出。

❸ 另取锅，倒入一大碗清水，再加入兔肉块，用中火烧开后倒入百合、枸杞子，再煮5分钟，放入盐调味即可。

功效提醒

常食本品能补虚滋阴，预防心脑血管疾病。枸杞子、百合药食两用，能养肝明目、清心安神。

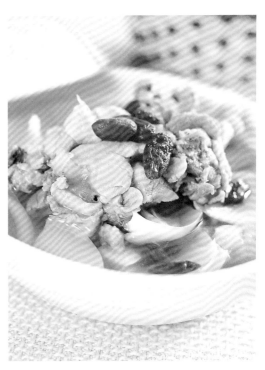

养肝补血＋增强食欲

红枣带鱼粥

材料

红枣5颗，糯米、带鱼各50 g，陈皮、香菜、姜末各4 g，香油4 mL，盐5 g。

做法

❶ 糯米泡发；带鱼洗净，切块；红枣泡发。

❷ 陈皮、红枣、糯米加水，小火煮至成粥。

❸ 加入带鱼块煮熟，再拌入香油、盐，最后撒上香菜、姜末即可。

功效提醒

本品具有养肝补血、增强食欲等功效。

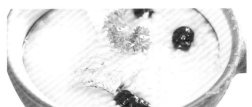

养肝补血＋滋阴明目

葡萄干红枣汤

材料

红枣15 g，葡萄干30 g。

做法

❶ 葡萄干洗净，备用。

❷ 红枣去核，洗净。

❸ 锅中加适量水，大火煮沸，先放入红枣煮10分钟，再下入葡萄干，煮至枣烂即可。

功效提醒

此汤具有养肝补血、滋阴明目、生津止渴的功效，适用于气血虚弱、心悸盗汗等症。

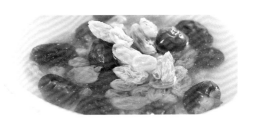

益气补虚+安神益智

鱼头豆腐汤

材料

鳙鱼头1个（约200 g），豆腐250 g，姜片、盐、香菜段各5 g，食用油、香油、胡椒粉、高汤各适量。

做法

❶ 鳙鱼头洗净，剁块；豆腐洗净，切成块。

❷ 油锅热后，放鱼头块煎干，再放姜片，加高汤，加盐、胡椒粉、豆腐煮至入味。

❸ 待汤熬至乳白色时起锅装碗，淋入香油，撒入香菜段即可。

功效提醒

青少年及脑力劳动者常食可安神益智、增强免疫力。爱美人士常食可以起到美容养颜的功效。

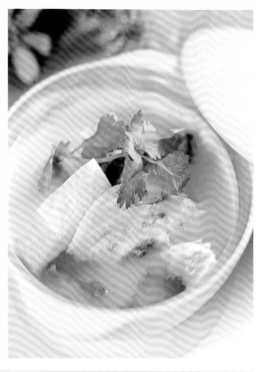

疏肝解郁+增强免疫力

蒜炒生菜

材料

生菜500 g，大蒜、盐、食用油各适量。

做法

❶ 生菜洗净；大蒜去皮，切末。

❷ 将炒锅洗净，加适量水，放入盐、食用油，下生菜汆水，捞出后用冷水冲凉。

❸ 在锅内放油烧热，下入大蒜末炒香后，下入生菜、盐炒熟，装入盘内即可。

功效提醒

此菜可疏肝解郁，预防流行性感冒、牙龈出血等症。

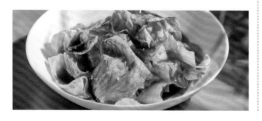

清肝明目+疏通肠胃

大米决明子粥

材料

大米80 g，决明子、葱、盐、甜椒丁各适量。

做法

❶ 大米、决明子洗净；葱洗净，切成葱花。

❷ 大米入锅，加水，以大火煮至米粒绽开。

❸ 加入决明子煮至粥呈浓稠状，调入盐拌匀，再撒上葱花、甜椒丁即可。

功效提醒

此粥有清肝明目、通便的功效，适合高血压、高脂血症及肝火旺盛的人群食用。

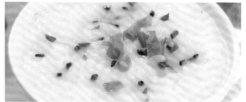

解热止渴+利尿通淋

西米猕猴桃粥

材料

西米100 g, 猕猴桃、白糖各适量。

做法

❶ 将猕猴桃冲洗干净,去皮,取瓤切丁;西米用清水浸泡发好。

❷ 取锅放入清水,大火烧开,加入猕猴桃丁、西米,大火煮沸。

❸ 再改用小火略煮,最后加入白糖调味即可。

功效提醒

本品可用于脾胃虚弱和消化不良,还可解热止渴、利尿通淋,起到滋补开胃的功效,也是体质虚弱者、青少年及幼儿的养生佳品。

疏肝除烦+活血止痛

柴胡疏肝茶

材料

柴胡5 g, 绿茶3 g。

做法

❶ 将柴胡和绿茶洗净,放入杯中。

❷ 冲入沸水后,加盖,浸泡10分钟,等茶水稍温后即可饮用。

❸ 可反复冲泡至茶味渐淡。

功效提醒

此茶可缓解上火、流行性感冒等,还具有疏肝理气、活血止痛的功效。

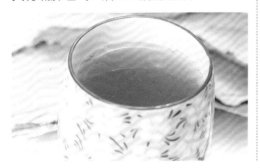

疏肝解郁+促进代谢

玫瑰醋

材料

醋300 mL, 干玫瑰花40朵, 桃400 g, 冰糖适量。

做法

❶ 桃去核,洗净。

❷ 把桃、冰糖、干玫瑰花一同放入罐中,倒入醋,没过食材后封罐。

❸ 发酵一周后即可饮用。

功效提醒

玫瑰醋可疏肝解郁、促进新陈代谢,还有增进食欲、生津解渴、提升机体免疫力等功效。

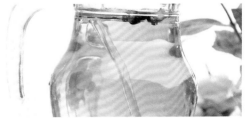

补气益脾+养血补血

葡萄当归煲猪血

材料

新鲜葡萄150 g, 当归、党参各15 g, 阿胶10 g, 猪血块200 g, 料酒、盐各适量。

做法

❶ 将葡萄洗净，去皮，备用；当归、党参洗净，切片。

❷ 猪血块洗净，入沸水汆透，取出切方块，与当归片、党参片同放砂锅，加水适量，大火煮沸，烹入料酒，改用小火煨煮 30 分钟，加葡萄，继续煨煮。

❸ 放入阿胶至溶化，加盐调味即成。

功效提醒

此品有补气益脾、养血补血、润肠通便、安神补心等功效。

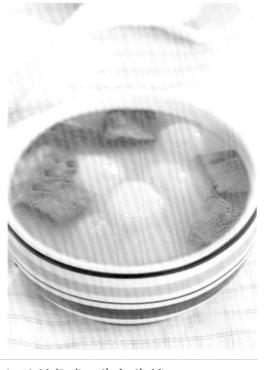

活血通络+补气养血

竹笋炒鳝段

材料

鳝鱼250 g, 竹笋80 g, 葱段、红椒、食用油、料酒、香油、鲜汤各适量。

做法

❶ 竹笋、红椒洗净, 切片；鳝鱼洗净, 切段。

❷ 油锅烧热，放葱段、红椒片，下鳝鱼段煎熟。

❸ 下竹笋片煸炒，加料酒、鲜汤烧开后，浇上香油即可。

功效提醒

此品有活血通络、滋阴润燥的功效。经常食用，还可以预防心脑血管疾病。

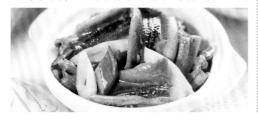

滋阴补虚+美容养颜

山药炖猪血

材料

猪血100 g, 山药、食用油、盐各适量。

做法

❶ 山药洗净，去皮，切片。

❷ 猪血切片，放锅中开水汆一下后捞出。

❸ 猪血片、山药片放另一锅内，加食用油、盐和水烧开，小火炖30分钟即可。

功效提醒

猪血富含铁，具有清肠解毒、补血美容的功效，对贫血所致的面色苍白有明显的改善作用。

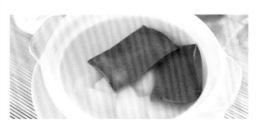

補益气血+健脾益胃

红枣桂圆粥

材料

粳米100 g，桂圆40 g，红枣20 g，盐、葱花各适量。

做法

① 将粳米淘洗干净，放入清水中浸泡；桂圆去壳留仁；红枣洗净，去核，备用。

② 锅置火上，倒入清水，放入粳米、桂圆肉、红枣，煮至粳米米粒绽开。

③ 加入盐，撒上葱花即可。

功效提醒

红枣、桂圆均是补益气血的佳品，粳米可以健脾益气，三者合用，可改善气血亏虚、面色萎黄。孕期食用此粥，补血效果良好。

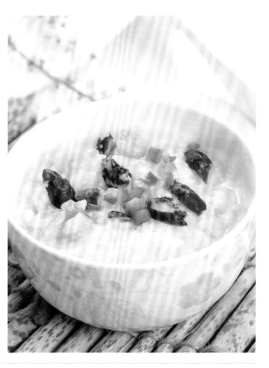

补脾养胃+补肾养血

党参红枣黑米粥

材料

黑米80 g，党参、红枣、白糖各适量。

做法

① 黑米泡发；红枣洗净，切片；党参洗净，切段。

② 锅内倒入水1 500 mL，放入黑米，以大火煮开。

③ 加入红枣片、党参段同煮，转小火，煮至米粒绽开至浓稠状，调入白糖拌匀即可。

功效提醒

本品能补脾养胃、补肾养血、健运中气，主要适用于气虚体弱、脾胃虚弱而致全身倦怠无力、食欲不振等症。

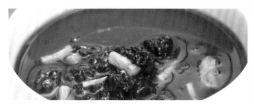

补血滋阴+健脾益气

西红柿阿胶薏米粥

材料

西红柿150 g，阿胶10 g，薏米100 g，盐5 g。

做法

① 西红柿洗净，剁成西红柿糊，备用。

② 薏米洗净，入砂锅，加水煮沸，小火煮30分钟；加西红柿糊，继续用小火煨煮。

③ 阿胶入锅，煮至软烂，加盐调味即可。

功效提醒

本品具有补虚养血、益气健脾的功效，适用于孕妇产后气血两亏及肝肾阴虚型贫血患者。

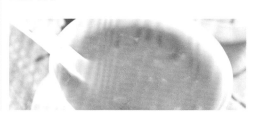

健脾益胃+消食化积

山楂麦芽猪腱汤

材料

猪腱100 g，山楂、麦芽各适量，盐2 g。

做法

❶ 山楂洗净，切开，去核；麦芽洗净；猪腱洗净，切块。

❷ 水烧开，放入猪腱块汆去血水，取出洗净。

❸ 瓦锅内加水烧开，下猪腱块、麦芽、山楂，小火煲熟，加入盐调味即可。

功效提醒

山楂、麦芽均具有健脾益胃、消食化积的功效，常食可改善脾虚腹胀、饮食积滞、排便不畅等症状，适合各类人群食用，是比较滋补的汤品。

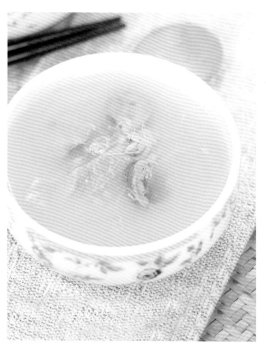

健脾益气+延缓衰老

山药排骨煲

材料

山药100 g，排骨250 g，胡萝卜1个，姜片、盐各5 g，葱花6 g，食用油适量。

做法

❶ 排骨洗净，砍段；胡萝卜、山药洗净，去皮，切块。

❷ 油锅烧热，爆香姜片，加排骨段后炒干水分。

❸ 再将排骨段、胡萝卜块、山药块放入砂锅内，加水，开大火煲40分钟后，调入盐，撒葱花即可。

功效提醒

本品可增强人体免疫力、延缓衰老，还具有滋润皮肤、美容的功效。

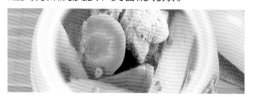

补中益气+健脾益肺

党参煮土豆

材料

土豆300 g，党参15 g，料酒10 mL，姜、葱、盐、香油各适量。

做法

❶ 党参切段；土豆去皮，洗净，切片；姜洗净，切片；葱洗净，切段。

❷ 将党参段、土豆片、姜片、葱段、料酒同时放入炖锅内，加水，置大火上烧沸。

❸ 转小火煮35分钟左右，加盐，淋上香油即可。

功效提醒

本品具有补中益气、健脾益肺、减肥瘦身的功效，还可以补充丰富的维生素和膳食纤维。

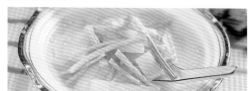

健脾化湿+补中益气

白术党参茯苓粥

材料

红枣、党参、白术、茯苓各15 g，甘草3 g，薏米50 g，盐适量。

做法

❶ 将红枣、薏米洗净，红枣去核，备用。

❷ 将白术、党参、茯苓、甘草洗净，加4碗水煮沸后，慢火煎成2碗，过滤，取药汁。

❸ 在煮好的药汁中加入薏米、红枣，以大火烧开，再转小火熬煮成粥，加入适量盐调味即可。

功效提醒

本品具有健脾化湿、消食和胃、补中益气的功效，可用于脾胃气虚所致的食欲不振、面色萎黄等症。

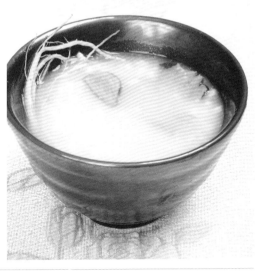

健脾益气+补虚养胃

小米瘦肉粥

材料

小米80 g，猪瘦肉150 g，料酒6 mL，姜丝10 g，盐3 g，食用油、葱花各少许。

做法

❶ 猪瘦肉切块，用料酒腌制；小米泡30分钟。

❷ 油锅烧热，爆香姜丝，放猪瘦肉块过油，捞出；锅内加水烧开，下小米，大火煮沸。

❸ 熬出香味，放猪瘦肉块，加盐、葱花即可。

功效提醒

本品可以健脾益气，很适合体虚者食用。对气血亏虚导致的头晕、头痛有较好的改善功效。

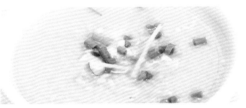

温暖脾胃+益气补虚

生姜猪肚粥

材料

猪肚120 g，大米80 g，姜、盐、料酒、葱花、香油各适量。

做法

❶ 姜洗净，切末；大米淘净；猪肚洗净，切丝，用盐、料酒腌制；大米入锅，用水烧沸，下猪肚丝、姜末，熬至粥浓稠。

❷ 加盐调味，滴入香油，撒上葱花即可。

功效提醒

本粥具有温暖脾胃、益气补虚的作用，比较适合虚损体弱者，以及脾胃虚寒、食欲不佳的人。

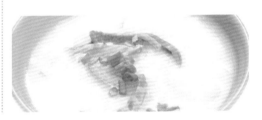

化湿行气+健脾止泻

砂仁豆芽瘦肉汤

材料

砂仁8 g，猪瘦肉220 g，香菇100 g，胡萝卜、黄豆芽各30 g，盐、香菜各适量。

做法

❶ 猪瘦肉洗净，切块；香菇洗净，切片；胡萝卜去皮，洗净，切块；黄豆芽洗净，备用。

❷ 锅中加水，调入盐，分别下猪瘦肉块、香菇片、胡萝卜块、黄豆芽煲至熟。

❸ 将砂仁放入煮5分钟，撒香菜即可。

功效提醒

本品具有化湿行气、健脾止泻、利尿通淋等功效。

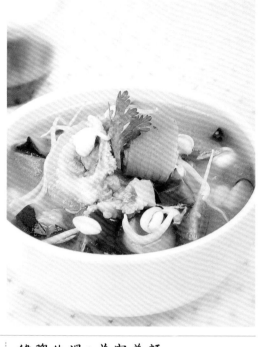

调中行气+开胃消食

陈皮飘香鸡

材料

鸡肉500 g，陈皮45 g，干辣椒25 g，姜片15 g，葱段、食用油、盐各适量。

做法

❶ 鸡肉剁块；干辣椒切段；陈皮洗净。

❷ 油锅烧热，下陈皮、姜片、干辣椒段、葱段炒出香味；加入鸡块翻炒，加入适量清水，烧10分钟，加盐调味即可。

功效提醒

本品具有调中行气、开胃消食的功效，适合脾胃虚弱的人群食用。口腔溃疡、大便秘结者不宜食用。

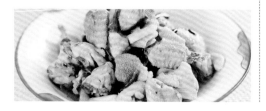

健脾化湿+美容养颜

茯苓豆腐

材料

茯苓30 g，枸杞子10 g，豆腐500 g，香菇、清汤、淀粉、盐、食用油、料酒各适量。

做法

❶ 豆腐切成小方块，撒上少许盐；香菇切成片。

❷ 将豆腐块下入高温油中炸至金黄色。

❸ 清汤、盐、料酒入锅，加淀粉勾芡，下已炸好的豆腐块、茯苓、香菇片、枸杞子炒匀即成。

功效提醒

本品具有健脾化湿、美容养颜的功效，适用于中度肥胖及糖尿病患者。

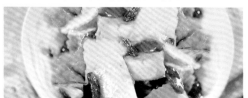

清肠通便+健脾消食

西芹山药炒木瓜

材料

西芹300 g，山药、木瓜各200 g，盐4 g，食用油适量。

做法

❶ 西芹洗净，切成小段；木瓜去皮，去籽，切成块；山药去皮，切块，备用。

❷ 锅置火上，加水烧开，下西芹段、木瓜块、山药块，稍余后捞出沥水。

❸ 锅上火加油烧热，加入处理好的食材、盐，一起炒至入味即可。

功效提醒

西芹有清肠通便、镇静安神的功效；山药有补脾养胃、生津益肺、补肾涩精的功效；木瓜有和胃消食的作用。

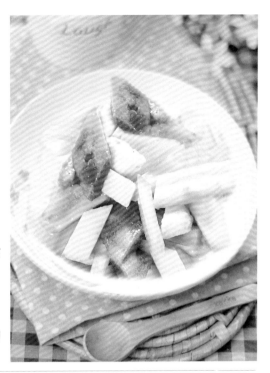

开胃健脾+清热泻火

排骨苦瓜煲陈皮

材料

苦瓜200 g，排骨175 g，陈皮8 g，甜椒圈、姜片各5 g，盐3 g，胡椒粉5 g。

做法

❶ 苦瓜切块；排骨斩块，余水；陈皮洗净。

❷ 汤锅上火，倒入适量水，调入甜椒圈、姜片，下排骨块、苦瓜块、陈皮，煲至八成熟。

❸ 调入胡椒粉和盐即可。

功效提醒

陈皮可理气燥湿，苦瓜可清热泻火。两者合用，可改善食欲不振、腹胀腹泻的症状。

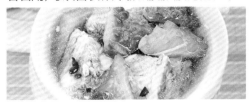

补脾和中+化湿消暑

山药白扁豆粥

材料

山药25 g，白扁豆20 g，大米100 g，盐2 g，香油5 mL，葱少许。

做法

❶ 山药去皮，切块；葱洗净，切成葱花；白扁豆、大米洗净。

❷ 锅内盛水，放入大米、白扁豆，用大火煮至米粒绽开，放山药块，小火煮至成粥。

❸ 放盐，淋香油，撒葱花即可。

功效提醒

此粥具有补脾和中、化湿消暑的功效，适用于脾胃气虚引起的便溏患者。

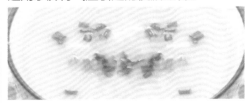

润肠通便＋凉血止血

苋菜头猪大肠汤

材料

猪大肠200 g，苋菜头100 g，枸杞子、盐、姜片、薄荷叶各适量。

做法

❶ 猪大肠切段；苋菜头、枸杞子均洗净。

❷ 锅注水烧开，下猪大肠段汆透。

❸ 将猪大肠段、姜片、枸杞子、苋菜头一起放入炖盅内，倒入清水，大火烧开后再用小火煲2.5小时左右，加盐，用薄荷叶装饰即可。

功效提醒

本品可清热解毒、凉血止血，适合春季易上火者食用；还具有清热利湿、润肠通便的功效。

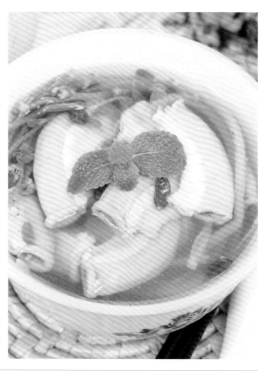

清热祛湿＋润肺止咳

白果腐竹薏米汤

材料

白果15 g，腐竹100 g，陈皮10 g，薏米50 g，黑枣5颗，盐少许。

做法

❶ 白果洗净；薏米和陈皮洗净，备用。

❷ 腐竹用清水浸软，洗净，切段；黑枣洗净。

❸ 瓦锅内加水烧开，放除腐竹外的材料煲2小时，放腐竹和盐，再煲30分钟即可。

功效提醒

食材中的陈皮和薏米都具备祛湿的作用，白果还可以润肺止咳。

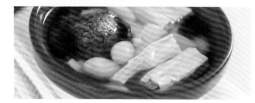

清热解毒＋健脾利尿

竹笋鲫鱼汤

材料

竹笋片200 g，鲫鱼1条，黄酒、姜丝、葱花、盐、食用油各适量。

做法

❶ 鲫鱼择洗干净，加黄酒、姜丝、盐拌匀。

❷ 油锅烧热，倒入竹笋片和姜丝，加盐炒匀，加盖稍焖，再倒入鲫鱼同焖片刻。

❸ 加水烧开，煮至熟透，撒上葱花即可。

功效提醒

竹笋可清热解毒，鲫鱼可健脾利尿，主要适用于水痘初起、小儿麻疹、风疹等。

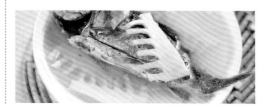

夏季养生药膳调养原则

夏季炎热，出汗较多，是一年中人体代谢最旺盛的季节，有些人本身体质较虚，气虚、阴虚较重，因此，夏季养生除了清热防暑之外，还应滋阴益气，药膳选材方面应遵循一定的原则。

◎ 原则一：饮食清淡，健脾养胃

夏季闷热不堪，使人大汗淋漓，食欲不振，让许多人吃尽了"苦头"。那么，在夏季，人们该如何进补呢？要注意些什么问题呢？

首先，夏季宜清补，饮食宜清淡，少食油腻、难消化的食物。夏季进食肉类，应以炖汤为主。在炖汤时还可加入一些花生、黄豆、海带、莲藕、萝卜等配菜。

其次，重视健脾养胃，多食易消化的食物。夏季进补，稀粥是一种很好的食品。它既可补充体内需要的水分，又可养胃、护胃。在炎热的夏季，如果加一些牛奶、豆浆、红枣、白扁豆、百合、枸杞子、薏米、鸭肉、兔肉或者绿豆、玉米粉等煮成粥食用，既能补充能量，又能补充人体因大量出汗而流失的水分。

最后，宜清心、消暑、解毒，生津止渴，平衡体液的消耗，避免中暑。多食清热消暑的食物，如绿豆、西瓜、苦瓜、黄瓜、玉米、苹果、梨、山竹、甘蔗、银耳等，一方面可解暑气，另一方面可补充出汗而损耗的大量体液和矿物质。

◎ 原则二：清热利湿，健脾化湿

由于夏季多雨，气候潮湿，人体容易出现脾胃不适。这时宜选用藿香、佩兰、薏米、陈皮等食材煮粥、熬汤食用。应补充足够的水分。在炎热的夏季，由于大脑神经反应相对迟钝，难以发出"口渴要喝水"的命令，如果不及时饮水，往往会造成脱水的状态，还容易导致血液黏稠度增加，血液循环不畅，引起中风，因此要及时补充水分。

此外，出汗过多、气阴两伤者，宜滋阴益气，可食用玉竹、沙参、西洋参、太子参、鸭肉、牛奶、燕窝等，效果较佳。因天气过热，导致心情烦躁、难以入睡者，应适当食用具有清降心火、养心安神功效的食物，如苦瓜、百合、小麦、红枣、桂圆肉、酸枣仁、柏子仁等。身体排汗不畅者，应多食清凉发汗的食物，如薄荷、桑叶、葛根、莲子心、甘蔗等。

夏天气温高，人们易出汗，食欲变差。当然，清淡意味着吃东西要讲究卫生，不要吃过多油腻食物，多吃些水果，多喝水。人体要适应自然环境、季节气候的变化，夏天的特点是"热"，因此养生的关键在于"清"。

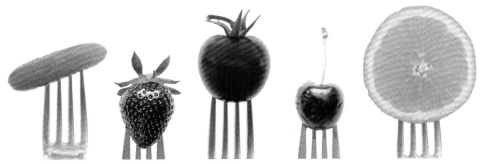

《黄帝内经》中的夏季饮食要点

◎ 防暑辟邪，解除疲劳免暑毒

夏属火，其气热，通于心，暑邪当令。暑乃夏季的主气，其性质和致病特点包括：暑为阳邪，性炎热，暑邪伤人，多出现高热、心烦、多汗、脉象洪大等阳热症状；暑性升散，扰神、伤津、耗气；暑邪侵犯人体，可致口渴、唇干、尿少等症状；暑多湿邪，夏季不仅气候炎热，而且多雨潮湿，故暑邪致病，也常见困倦、胸闷、恶心等症状。由此可见，夏季防暑辟邪很重要，夏季饮食应以清凉食物为主，清心、解毒，避免暑毒。

防暑辟邪的药材、食材：淡竹叶、金银花、绿豆、西瓜、莲藕、豆腐、苦瓜、海带等。

代表食材、药材	绿豆	西瓜	莲藕	豆腐	金银花

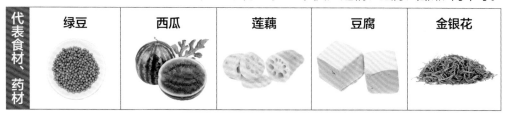

◎ 发汗泻火，避免心火过旺

《伤寒论注·辨可汗病脉证篇》中提到："春夏宜发汗。"夏季，人容易心火过旺，因此饮食应清淡，尽量少吃油腻食物；夏季养生宜选消暑利湿、益气生津、清淡平和的食物，可适量吃一些凉性蔬菜，有助发汗泻火。

发汗泻火的药材、食材：苦瓜、丝瓜、黄瓜、西瓜、西红柿、芹菜、生菜、芦笋、薄荷、葛根、葱等。

代表食材、药材	生菜	西红柿	苦瓜	芹菜	薄荷

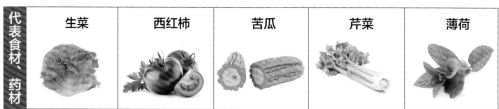

◎ 运脾化湿，使精力充沛

春夏季节，湿邪较盛，应做到饮食清淡，易于消化，宜选用藿香、佩兰、生薏米、陈皮、炒防风等煮汤、煮粥食用，可祛湿除邪。用焦白术、炒薏米、制苍术、扁豆等煎汤饮用，对脾虚湿盛、食欲不振、口中黏腻等有一定的改善作用。

此外，如果消化功能减弱，则一定要把好"病从口入"这一关，不吃腐烂变质食物，不喝生水，生吃瓜果蔬菜一定要先洗净，应多食可以清热利湿的食物，使体内湿热之邪通过小便排出体外。

运脾化湿的药材、食材：绿豆、荷叶、藿香、赤小豆、蚕豆、薏米、鲫鱼等。

代表食材、药材	鲫鱼	赤小豆	蚕豆	薏米	藿香

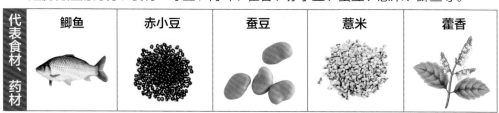

夏季养生药膳食谱

麦冬杨桃甜汤

材料

麦冬15 g，天门冬10 g，杨桃1个，紫苏梅4颗，紫苏梅汁1大匙，冰糖1大匙。

做法

❶ 将麦冬、天门冬放入布袋；杨桃表皮以少量的盐搓洗，切除头尾，再切成片状。

❷ 将布袋、杨桃片、紫苏梅放入锅中，加入适量清水，再以小火煮沸，加入冰糖，搅拌溶化。

❸ 取出布袋，加入紫苏梅汁拌匀即可。

功效提醒

本品具有清热生津、清心火、助消化等功效。

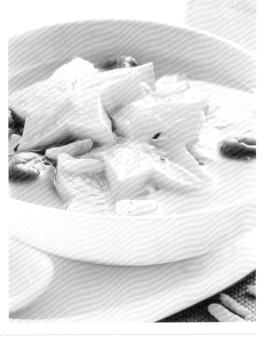

清热生津+清心润肺

蜂蜜南瓜百合

材料

鲜百合50 g，南瓜250 g，白糖10 g，蜂蜜15 g。

做法

❶ 南瓜洗净，对切，将其中一半瓜面切锯齿状刀纹，掏出瓜瓤，备用。

❷ 鲜百合用白糖拌匀，入南瓜盅中，上笼屉蒸熟；取出，淋上蜂蜜即可。

功效提醒

本品有滋阴泻火、养心安眠、润肺止咳的功效，适合养肺和养胃的人食用。

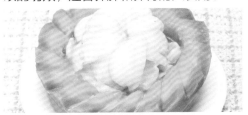

益气补虚+滋阴养心

灵芝茯苓炖乌龟

材料

乌龟1只，茯苓25 g，灵芝、山药、姜片各5 g。

做法

❶ 乌龟置冷水锅，加热至沸，去除头和内脏，斩成大件；灵芝切块。

❷ 茯苓、山药、姜片洗净；所有材料放入瓦锅加水烧开，炖2小时即可。

功效提醒

本品有很好的益气补虚、润肺止咳、滋阴养心的效果。

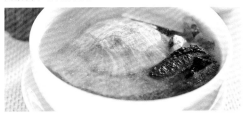

清心泻火+排毒瘦身

苦瓜海带瘦肉汤

材料

苦瓜150 g，海带100 g，猪瘦肉200 g，盐适量。

做法

❶ 将苦瓜洗净，切成两半，挖去瓤，切块；猪瘦肉洗净，切块；海带切成小段。

❷ 把苦瓜块、猪瘦肉块、海带段放入砂锅中，加适量清水，煲至猪瘦肉烂熟。

❸ 调入适量盐即可。

功效提醒

本品具有清心泻火、排毒瘦身的功效，适合夏季上火、心烦易怒、失眠的人群食用。常吃苦瓜还能使皮肤变得细嫩柔滑。

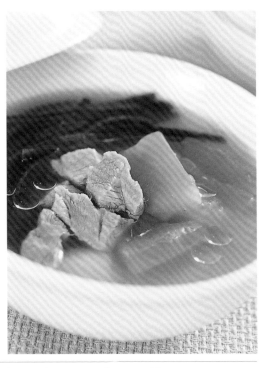

强壮筋骨+健脾益气

西红柿蘑菇排骨汤

材料

猪排骨600 g，鲜蘑菇120 g，西红柿120 g，料酒12 mL，盐适量。

做法

❶ 猪排骨洗净，剁块，加料酒、盐，腌15分钟。鲜蘑菇、西红柿洗净，切片。

❷ 猪排骨块汆烫，去沫，小火煮30分钟。

❸ 加蘑菇片，煮至猪排骨块烂熟，加入西红柿片，煮开后加入盐调味即可。

功效提醒

此汤能开胃增食、强壮筋骨、健脾益气。

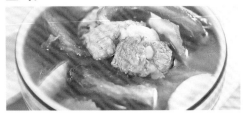

滋阴润肤+清心安神

百合猪蹄汤

材料

鲜百合100 g，猪蹄1只，料酒、盐、葱花、姜片各适量。

做法

❶ 猪蹄去毛后洗净，斩成块；鲜百合洗净。

❷ 将猪蹄块下入沸水中汆去血水。

❸ 猪蹄块、鲜百合、葱花、姜片入锅，加水煮1小时，加入料酒、盐调味即可。

功效提醒

本汤具有美容养颜、清心安神、润肤抗衰的功效。

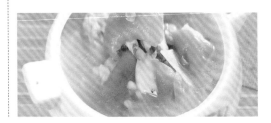

补血止血+养心安神

阿胶牛肉汤

材料

阿胶粉15 g, 牛肉100 g, 米酒20 mL, 姜10 g, 红糖适量。

做法

❶ 牛肉洗净, 切片; 姜洗净, 切片。

❷ 牛肉片与姜片、米酒一起放入砂锅, 加适量水, 用小火煮30分钟。

❸ 加入阿胶粉, 并不停搅拌, 至阿胶溶化后加入红糖, 搅拌均匀即可熄火。

功效提醒

阿胶可补血止血、养心安神; 牛肉可补益气血。两者合用, 对心血亏虚引起的心悸、失眠有很好的改善作用。本品也适用于月经不调、经期延后、头昏眼花等。

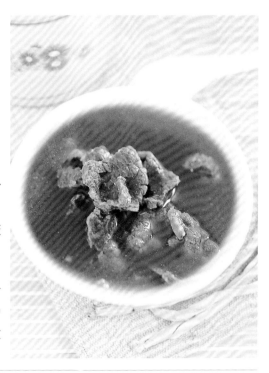

补益心脾+养心安神

红枣柏子小米粥

材料

红枣10颗, 小米100 g, 柏子仁15 g, 白糖少许。

做法

❶ 红枣、小米洗净; 柏子仁洗净, 备用。

❷ 砂锅洗净, 置于火上, 将红枣、柏子仁放入砂锅内, 加清水煮熟后转小火。

❸ 加小米煮至黏稠, 加白糖拌匀即可。

功效提醒

本品具有补益心脾、养心安神的功效, 多用于脾胃虚弱、气血不足的患者。

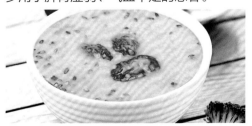

养心安神+润肠通便

香蕉莲子汤

材料

香蕉2根, 莲子30 g, 蜂蜜适量。

做法

❶ 莲子去芯, 洗净; 香蕉去皮, 切块。

❷ 将莲子放入锅中, 加水适量, 煮至熟烂后, 放入香蕉块, 稍煮片刻即可关火。

❸ 待汤稍微冷却后, 放入蜂蜜拌匀即可食用。

功效提醒

本品具有养心安神、润肠通便的功效, 也可以帮助人们预防中暑。

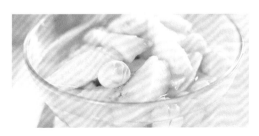

安神宁心+养阴生津

玉竹煮猪心

材料

猪心500 g，玉竹10 g，姜片、盐、卤汁、白糖、香油各适量。

做法

❶ 玉竹洗净，切成节，用水浸泡；将猪心剖开，洗净，与姜片同置锅内，用中火煮到猪心六成熟时捞出晾凉。

❷ 将猪心、玉竹节放在卤汁锅内，用小火煮熟后捞起，猪心切片。

❸ 猪心片与玉竹节一起放入碗内，在锅内加卤汁；将盐、白糖和香油加热成浓汁，淋在猪心片上即可。

功效提醒

此品具有安神宁心、养阴生津的作用。

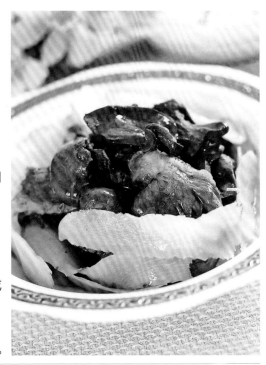

四季养生食谱

补益心脾+安神养心

百合桂圆瘦肉汤

材料

鲜百合150 g，桂圆肉20 g，猪瘦肉200 g，红枣5颗，白糖、盐各适量。

做法

❶ 鲜百合剥成片状，洗净；桂圆肉去核。

❷ 猪瘦肉洗净，切片；红枣泡发。

❸ 锅中加水、鲜百合、桂圆肉、红枣，一起煮10分钟，加猪瘦肉片，小火煮至肉熟，加白糖、盐调味即可。

功效提醒

此汤具有安神定志、增强记忆、补益心脾的功效。

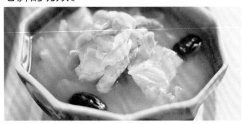

清心安神+镇静助眠

酸枣仁莲子茶

材料

干莲子15 g，酸枣仁10 g，冰糖2大匙。

做法

❶ 干莲子用清水浸泡10分钟；酸枣仁放入棉布袋内，备用。

❷ 将莲子沥干水分后放入锅中，放入酸枣仁布袋，加水煮沸，转小火煮20分钟，关火。

❸ 加入冰糖，搅拌至溶化即可。

功效提醒

此汤具有滋阴清热、清心安神的作用。

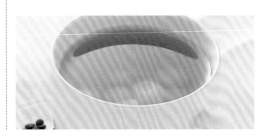

健脾益气+敛汗固表
黄芪山药鲫鱼汤

材料

黄芪15 g，山药20 g，鲫鱼1条，姜、葱各10 g，盐3 g，米酒10 mL。

做法

❶ 鲫鱼清理干净，在鱼的两面各划一刀，备用；姜洗净，切片；葱洗净，切丝；山药洗净，切片；黄芪洗净，备用。

❷ 把黄芪、山药片放入锅中，加水煮沸，转小火熬煮大约15分钟；再转中火，放入姜片和鲫鱼煮8～10分钟。

❸ 待鱼熟后再加入盐、米酒，撒上葱丝即可。

功效提醒

此汤可以健脾益气、利水消肿、敛汗固表。

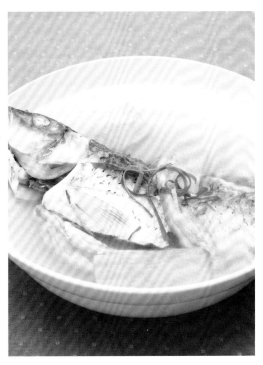

益气补虚+利水消肿
老鸭汤

材料

净老鸭1只，竹笋、党参各30 g，枸杞子15 g，香油3 mL，盐3 g。

做法

❶ 净老鸭洗净，氽水后捞出；竹笋洗净，切片；党参、枸杞子洗净，泡水。

❷ 老鸭、竹笋片、党参加水烧开，炖2小时。

❸ 撒枸杞子，放盐，淋上香油即可。

功效提醒

本品具有益气补虚、增强食欲、清热凉血、利水消肿、延缓衰老的作用。

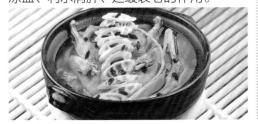

益气补虚+强健脾胃
黄芪蔬菜汤

材料

黄芪15 g，西蓝花300 g，西红柿1个，新鲜香菇3朵，盐5 g。

做法

❶ 西蓝花洗净，切朵；西红柿洗净，切块；鲜香菇洗净，对切。

❷ 锅中放入黄芪，加4碗水煮开，转小火煮10分钟，再加入西红柿块和香菇块，续煮15分钟；加西蓝花块，大火煮开，加盐调味即可。

功效提醒

本品有益气补虚、强健脾胃的功效。

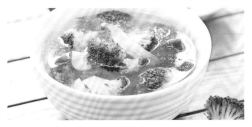

滋阴补肾+益气补血

浮小麦黑豆茶

材料

黑豆、浮小麦各30 g，莲子15 g，黑枣7颗，冰糖少许。

做法

❶ 将黑豆、浮小麦、莲子、黑枣洗净。

❷ 放入锅中，加水1 000 mL，大火煮开，转小火煲至食材熟烂。

❸ 加冰糖搅拌溶化，代茶饮用即可。

功效提醒

浮小麦是敛阴固汗的常用药，莲子、黑豆可以滋阴补肾；黑枣可益气补血。本品可改善汗出过多所致的阴虚、气虚症状。

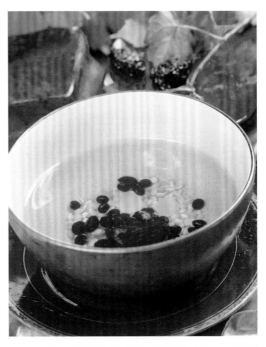

益气补虚+养心安神

黄芪小麦粥

材料

黄芪10 g，小麦50 g，冰糖适量。

做法

❶ 黄芪洗净，切成小段；小麦洗净，备用。

❷ 黄芪段与小麦一同放进锅内，加水，开大火煮开，再转小火煮成粥。

❸ 加入冰糖，拌匀后分早晚服食。

功效提醒

本品对夏季所出现的易出汗、脾胃虚弱、食欲减退等症均有很好的改善效果。经常食用此品，还有滋润肌肤的功效。

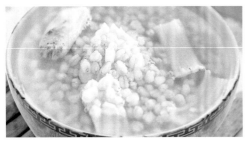

润肺止咳+清热解毒

银花甘草茶

材料

金银花30 g，甘草3 g，白糖适量。

做法

❶ 金银花、甘草洗净，一起放入锅中，加水600 mL，用大火煮沸即可关火。

❷ 根据个人口味，调入白糖即可。

功效提醒

此品具有清热解毒的功效。其中金银花清热解毒的功效非常好，具有抗菌、消炎的作用；甘草具有清热解毒、润肺止咳、调和药性的作用。

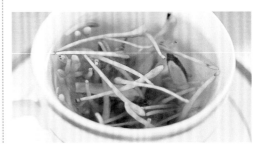

清热解毒+滋阴补虚

雪莲金银花煲瘦肉

材料

猪瘦肉块300 g，天山雪莲、金银花各10 g，干贝、山药块、盐各适量。

做法

❶ 天山雪莲、金银花、干贝洗净。

❷ 猪瘦肉块洗净，放入沸水中汆水，捞出，备用。

❸ 将猪瘦肉块、天山雪莲、金银花、干贝、山药块放入锅中，加入清水，用小火炖 2 小时，加盐调味即可。

功效提醒

本品具有清热解毒、滋阴补虚的功效。夏季食用，既能清热防暑，还能增强抵抗力，预防各种流行性疾病。

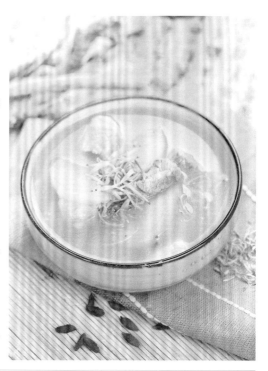

清热除烦+生津利尿

竹叶茅根茶

材料

鲜竹叶、白茅根各15 g。

做法

❶ 鲜竹叶、白茅根洗净，备用。

❷ 将鲜竹叶、白茅根放入锅中，加水600 mL，煮开后转小火煮 10 分钟。

❸ 滤渣后即可饮用。

功效提醒

本品可缓解牙痛、口腔溃疡等症状。竹叶可清热泻火、生津利尿；白茅根可清热利尿、凉血止血。

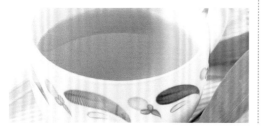

滋阴润肺+清心除烦

沙参竹叶粥

材料

沙参15 g，鲜竹叶10 g，大米100 g，白糖10 g。

做法

❶ 鲜竹叶冲净，熬水，去渣；沙参洗净；大米洗净。锅中加水，放入大米煮至米粒绽开。

❷ 倒入熬好的竹叶汁，放沙参，小火煮至粥成，溢出香味时，放入白糖调味即可。

功效提醒

本品有滋阴润肺、清心火、除烦热的功效。

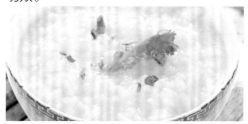

清热解暑+生津止渴
解暑西瓜甜品

材料

葛根粉10 g，西瓜半个，苹果2个，白糖50 g，香菜少许。

做法

❶ 西瓜瓤用小勺掏出，切口边沿用小刀刻出锯齿状；苹果洗净，去皮，切小丁，备用。

❷ 净锅上火，倒入水，调入白糖，烧沸。

❸ 加入西瓜瓤、苹果丁，用葛根粉勾芡，倒入西瓜盅内，撒香菜即可。

功效提醒

本品有清热解暑、生津止渴、泻火除烦的功效，非常适合心悸气短、脉微弱、精神萎靡，甚至大汗淋漓、四肢厥冷的人群。

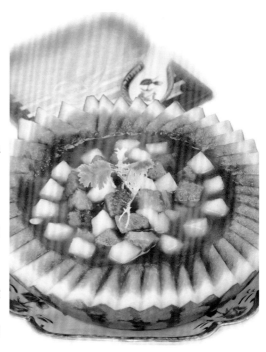

清暑除烦+生津消食
鲜果炒苦瓜

材料

苦瓜200 g，鲜百合、菠萝、圣女果各100 g，盐3 g，食用油适量。

做法

❶ 苦瓜切片；鲜百合切片；菠萝洗净，切片；圣女果洗净，切开；水烧开，苦瓜氽水。

❷ 油锅烧热，放苦瓜片、鲜百合片滑炒至八成熟，再放菠萝片、圣女果，加盐，装盘即可。

功效提醒

本品有清暑除烦、生津消食的功效。

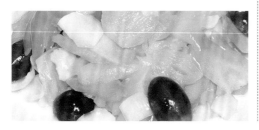

清热防暑+益气补虚
红糖西瓜饮

材料

西瓜200 g，橙子1个，红糖50 g。

做法

❶ 橙子去皮，切块；西瓜洗净，取瓤。

❷ 将红糖用开水冲开，搅拌均匀，备用。

❸ 橙子块和西瓜肉榨汁，倒入杯中，兑入红糖水，按分层法注入杯中，加薄荷叶装饰即可。

功效提醒

西瓜、橙子是清热防暑的佳品，红糖有益气补虚的功效。本品具有消暑生津的作用。

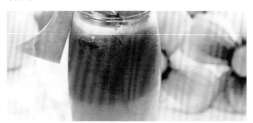

清热泻火+发汗解肌
葛根荷叶田鸡汤

材料

鲜葛根120g，荷叶15g，田鸡250g，盐5g。

做法

❶ 将田鸡洗净，切小块；鲜葛根去皮，洗净，切块；荷叶洗净，切丝。

❷ 把全部用料一起放入锅内，加清水适量，大火煮沸，转小火煮1小时。

❸ 最后加盐调味即可。

功效提醒

葛根甘凉可口，常作煲汤之用。本品比较适合肝火旺盛、失眠多梦的人群食用。需要注意，脾胃虚寒所致泄泻者不宜饮用本汤。

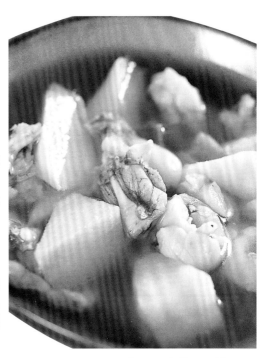

发汗散热+利尿通淋
洋葱炒芦笋

材料

洋葱片150g，芦笋200g，盐3g，白糖少许，食用油适量。

做法

❶ 芦笋用清水洗净，切成斜段，备用。

❷ 锅中加水烧开，放入芦笋段，稍煮后捞出沥水。

❸ 锅中加油烧热，下入洋葱片爆香后，再下入芦笋段稍炒，加盐、白糖调味即可。

功效提醒

本品可以利尿、发汗，适用于夏季汗出不畅者。

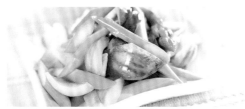

发汗解肌+健脾养心
葱白红枣鸡肉汤

材料

红枣10颗，葱白段10g，鸡肉100g，姜5g，盐适量。

做法

❶ 红枣洗净，切片；姜洗净，切片；鸡肉洗净，切块，备用。

❷ 将红枣片、姜片、鸡肉块放入锅中，加水煮30分钟，再加入葱白段稍煮，加盐调味即可。

功效提醒

本品具有祛风散寒、健脾养心的作用，还能预防感冒、鼻炎等。

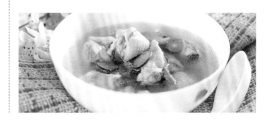

解暑发汗+清热利咽

薄荷西米粥

材料

嫩薄荷叶15 g，枸杞子适量，西米100 g，盐3 g。

做法

❶ 西米洗净，用温水泡至透亮；嫩薄荷叶洗净，切碎；枸杞子洗净。

❷ 锅置火上，倒入清水，放入西米，用大火煮沸。

❸ 放入嫩薄荷叶碎、枸杞子，改用小火煮至粥成，调入盐即可。

功效提醒

本品可解暑发汗、清热利咽，可用于汗出不畅、头痛、头晕、咽干口燥等人群。

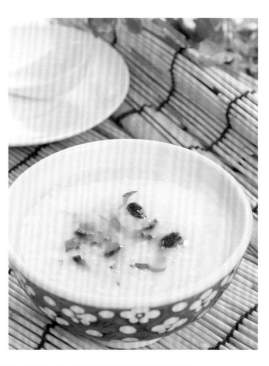

增进食欲+润肠通便

胡萝卜洋葱菠菜粥

材料

薄荷3 g，胡萝卜丁、洋葱丝、菠菜各20 g，大米100 g，盐3 g。

做法

❶ 薄荷、菠菜洗净，切段；大米洗净；锅中加水，加大米煮至米粒绽开，放胡萝卜丁、洋葱丝。

❷ 转小火煮至粥成，再下薄荷段、菠菜段稍煮，加盐调味即可食用。

功效提醒

此粥可改善胸闷、腹胀、厌食等症。

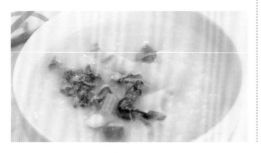

祛风解表+清热生津

葛根花粉粥

材料

葛根30 g，大米100 g，花粉1勺。

做法

❶ 将大米洗净，放入清水中泡发，备用。

❷ 葛根洗净，沥干，研成粉末，备用。

❸ 将大米与葛根粉、花粉一起入砂锅内，加600 mL水，用小火煮至粥稠即可。

功效提醒

本品具有祛风解表、清热生津、解毒透疹的功效，适合风热感冒的患者食用。

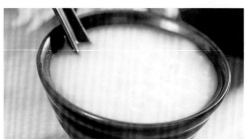

温胃散寒+化湿止呕
紫苏叶砂仁鲫鱼汤

材料

紫苏叶、砂仁各10 g，枸杞叶50 g，鲫鱼1条，陈皮、姜片、盐、香油各适量。

做法

❶ 紫苏叶、枸杞叶洗净；鲫鱼收拾干净；砂仁洗净，装入棉布袋中。

❷ 将上述食材和布袋、陈皮、姜片一同放入锅中，煮熟。

❸ 去布袋，加入盐，淋上香油即可。

功效提醒

本品具有温中散寒、化湿止呕的良好功效，也可醒脾开胃、化浊止呕，适合恶心呕吐、不思饮食的孕妇食用。

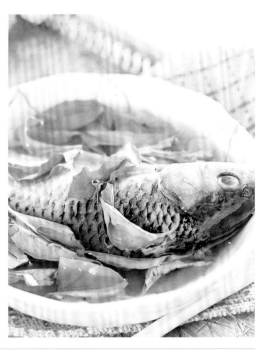

润肺清心+利尿消肿
百合绿豆豆薯汤

材料

鲜百合150 g，绿豆200 g，豆薯1个，猪瘦肉100 g，盐适量。

做法

❶ 鲜百合洗净；猪瘦肉用清水洗净，切成块。

❷ 豆薯洗净，去皮，切成大块。

❸ 将所有食材放入锅中，以大火煲开，转用小火煲15分钟，加入盐调味即可。

功效提醒

百合具有润肺、安神的功效，绿豆可利尿消肿，适合暑热烦渴、水肿腹胀等人群。

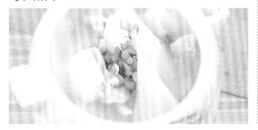

清暑益气+利水消肿
绿豆炖鲫鱼

材料

绿豆50 g，鲫鱼1条，豆瓣菜150 g，胡萝卜片100 g，姜片10 g，食用油、盐、高汤、香油各适量。

做法

❶ 油锅烧热，放鲫鱼煎至两面金黄色时捞出。

❷ 绿豆、鲫鱼、胡萝卜片、姜片放入锅内，加高汤，炖40分钟，放豆瓣菜稍煮，加盐，淋入香油即可。

功效提醒

本品具有清热解暑、利尿通淋、健脾益气的功效。

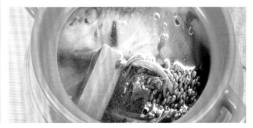

健脾化湿+杀菌解毒

蒜香蚕豆

材料

新鲜蚕豆500 g，蒜10 g，红甜椒10 g，盐3 g，香油3 mL。

做法

❶ 蚕豆洗净，取净锅加入适量水烧开，下蚕豆煮至熟，捞出装盘。

❷ 蒜去皮，洗净，剁成泥；红甜椒洗净，切块。

❸ 蒜泥与盐、香油一起拌匀，淋在蚕豆上，撒上红甜椒块，拌至入味即可。

功效提醒

本品具有健脾化湿、杀菌解毒的功效。此外，蚕豆还有健脾益气、健脑的作用。

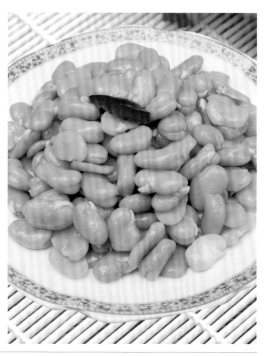

开胃止呕+发表解暑

藿香大米粥

材料

藿香叶10 g，大米100 g，盐2 g。

做法

❶ 将大米淘洗干净，置于清水中浸泡30分钟后，捞出沥干，备用；藿香叶洗净，切碎。

❷ 锅置于火上，加水，加入大米，以大火煮开，加藿香叶同煮片刻，调入盐拌匀即可。

功效提醒

此粥具有开胃止呕、健脾化湿的功效。

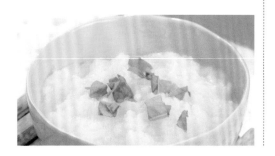

健脾祛湿+醒脾开胃

薏米茉莉粥

材料

薏米30 g，干茉莉花5 g，大米70 g，白糖3 g，葱花8 g。

做法

❶ 大米、薏米均泡发，洗净；干茉莉花洗净。

❷ 锅内加水，放入大米、薏米，大火煮至米粒绽开。

❸ 待煮至浓稠状时，放入干茉莉花稍煮，调入白糖拌匀，撒上葱花装饰即可。

功效提醒

此粥有健脾祛湿、醒脾开胃等功效。

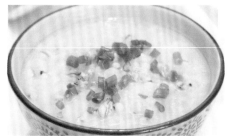

益气和胃+消食化积

山楂苹果粥

材料

山楂干20 g，苹果50 g，大米100 g，冰糖5 g，葱花少许。

做法

❶ 大米淘洗干净，用清水浸泡；苹果洗净，切小块；山楂干用温水稍泡后洗净。

❷ 锅置于火上，放入大米，加水煮至八成熟。

❸ 放入苹果块、山楂干煮至大米呈糊状，放入冰糖熬至溶化后调匀，撒上葱花即可。

功效提醒

此粥具有益气和胃、消食化积的功效，还可以增进食欲、健脾止泻。

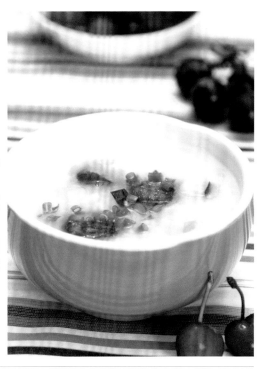

开胃健脾+消食化积

鸡内金山药炒甜椒

材料

鲜山药片50 g，鸡内金10 g，红甜椒片、鲜香菇块各60 g，玉米粒35 g，青豆50 g，天花粉10 g，食用油适量。

做法

❶ 鸡内金、天花粉制成药汁，备用。

❷ 油锅加热，放山药片、香菇块、红甜椒片、玉米粒、青豆等食材翻炒，加入药汁，大火煮熟即可。

功效提醒

本品具有开胃健脾、消食化积的作用。

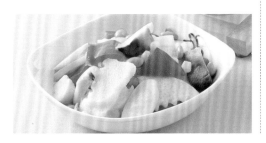

消食化积+增强体质

白萝卜炖排骨

材料

猪排骨250 g，白萝卜200 g，葱段、姜片、料酒、花椒粉、盐各适量。

做法

❶ 猪排骨切块，汆烫后放入葱段、姜片、料酒、花椒粉炖煮，捞出，去骨；白萝卜去皮，洗净，切块。

❷ 排骨汤继续烧开，放入剔骨肉和白萝卜块，炖15分钟，至肉熟烂，加盐调味即成。

功效提醒

本品有健脾补虚、消食化积的作用。

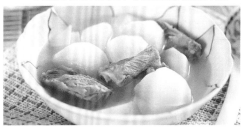

秋季养生药膳调养原则

炎热潮湿的夏季已经过去，迎来的是干燥的秋季。秋季的饮食又与夏季大有不同，那么，在选择药膳的时候，要遵循怎样的原则，才能吃出健康的好身体呢？本节将给大家一个满意的答案。

◎ 原则一：调和肝脾，颐养胃气

秋季进补宜调和肝脾。立秋后，落叶纷飞，花木凋谢，在一些人心中，容易产生凄凉、苦闷之感，从而容易诱发消极情绪。为了消除这种"悲秋"情绪，可以在饮食上加以调理，食用一些养心安神、疏肝解郁、补脑活血的食物，如核桃、鱼类、猕猴桃、佛手瓜、金针菇、香菇等食物。

由于肝气容易犯脾，肝郁不疏，容易导致饮食不佳、吃饭不香，甚至毫无食欲，所以宜选用一些调和肝脾的药材，如枳实、佛手、山楂、山药、白扁豆等。秋季宜多食温食，少食寒凉之物，以颐养胃气。如过食寒凉之品或生冷、不洁瓜果，会导致腹泻等疾病，所以才有"秋瓜坏肚"的民间谚语。一些人脾胃较虚弱，抵抗力差，尤其要注意颐养胃气。

秋季宜多食糙米。现代医学证明，经常食用糙米，有预防动脉硬化、糖尿病、大肠癌、便秘等作用，还能改善老年斑，消除疲劳和焦躁不安的情绪，提高记忆力，预防阿尔茨海默病。

◎ 原则二：少辛多酸，补气健脾

1. 饮食应少辛多酸

肺主辛味，肝主酸味。辛能胜酸，秋季要减平肺气，增酸以助肝气，以防肺气太过而伤肝，从而产生肝气郁结。

从营养学角度来讲，秋季可食用芝麻、雪梨、蜂蜜、荸荠、银耳、莲子、萝卜、葡萄、百合、乳制品等食物，还可选用沙参、麦冬、玉竹、川贝、杏仁、白果等益气养阴、润肺化痰的药材。少吃葱、大蒜、胡椒、花椒等辛味之品，多吃酸味的水果和蔬菜，如石榴、葡萄、山楂等。

2. 秋季宜引补

中医有言："秋宜引补，冬再进补。"也就是说人们应根据秋季的特点和补品的性味，选择性质平和的补品以增强体质，为冬季进补打下基础。

秋季进补宜食补为重，可食用山药、红枣、薏米、芡实、核桃、莲子等，这些食物有补气血、健脾胃、补肺肾的作用。

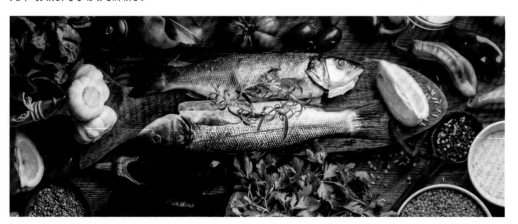

《黄帝内经》中的秋季饮食要点

秋季天气开始慢慢转凉，阳气渐收，而阴气逐渐生长起来。根据秋季的特点，秋季养生应从滋阴润燥、益肾固精、润肺宣肺、疏肝和胃、调和阴阳这5个方面着手，逐步调整饮食结构。

◎ 滋阴润燥，缓解秋季干燥

秋季的主气是"燥"，燥邪为病。秋燥有外燥、内燥之分，外燥指自然界燥邪从鼻窍、皮毛而入，常从肺卫开始，但有温燥、凉燥之别；内燥多由汗下太过，或精血内夺，或热病久而伤津，使机体阴津枯涸所致。

秋季养生，首要任务是缓解秋燥。正常人除三餐之外，每天需要额外补充1 500 mL的水。初秋天热出汗多时，饮水量还要增加。"不渴也喝水"对秋季养生来说尤为重要。如果秋季养生能坚持每天主动喝适量的水，对改善血液循环、预防心血管疾病都有利。

秋季在饮食调养方面，首先要按照《黄帝内经》提出的"秋冬养阴"的原则，也就是说，要多吃些滋阴润燥的食物，以防秋燥伤阴。秋季大量上市的许多新鲜水果和蔬菜，富含人体所需的多种营养物质，不仅具有滋阴养肺、润燥生津的功效，而且能调养与肺有关的疾病，是秋季养生的滋补食品。

滋阴润燥的药材、食材：梨、葡萄、银耳、玉竹、石榴等。

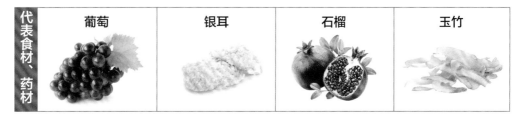

代表食材、药材	葡萄	银耳	石榴	玉竹

◎ 益肾固精，使能量积存

炎热的夏季消耗了很多人体内积存的能量，进入秋天后，人们易出现气短自汗、倦怠乏力、腰酸膝软、失眠多梦、小便频多、遗精早泄、脉搏细弱等肾气虚弱的症状。中医以为，肾主生长发育、生殖、水液代谢等，具有藏精气的生理功能，故"肾为先天之本"，如不及时调养，久而久之，可能会引发慢性肾炎、肾衰竭等疾病。

秋季体内阳气渐收，而阴气逐渐生长起来，深秋精气开始封藏，体质较弱之人可选择补肾固精的食物来补足肾气、固涩敛精。

益肾固精的药材、食材：芡实、五味子、甲鱼、猪腰、海参、黑米等。

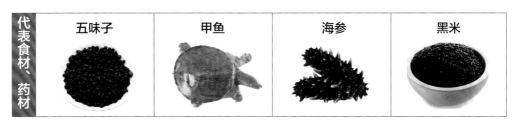

代表食材、药材	五味子	甲鱼	海参	黑米

◎ 润肺宣肺，提高人体抗病能力

秋高气爽，空气清新，有利于肺主气、司呼吸之功能的发挥；但秋分以后燥气过盛，与风相合形成风燥之邪。此邪必先侵袭肺所主的皮毛和鼻窍，若肺的宣发正常，就能很快作出反应，将卫气宣发输送至皮肤、鼻窍，使皮肤、毛发滋润，腠理致密，鼻窍通利，无论何种燥邪均不能进入体内，从而使人们顺利地度过秋季。

润肺宣肺的药材、食材：桔梗、百合、猪肺、鸭肉、五倍子等。

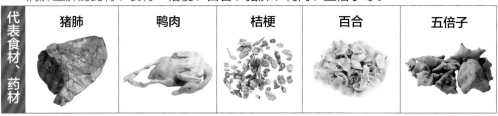

◎ 疏肝和胃，解除肝郁脾胃好

秋季肠胃疾病高发，这是因为秋季天气凉爽，气温下降，昼夜温差较大，人们腹部容易着凉，可能诱发结肠过敏，使肠蠕动加快而导致腹泻。另外，冷空气的刺激可使人体胃酸分泌增加，继而使胃肠发生痉挛性收缩，引发胃肠疾病。故秋天应该重视调理脾胃，同时，由于肝气易犯胃克脾，故也应注意疏泄肝气，以调和脾胃。

秋季进补前宜先调理脾胃，可食用具有补脾益气、醒脾开胃、消食功效的食品，如粳米、薏米、香菇等。

疏肝和胃的药材、食材：佛手、枳实、陈皮、香菇、金针菇、胡萝卜等。

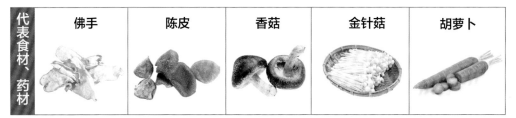

◎ 调和阴阳，有效预防疾病发生

《黄帝内经》将人体最佳的生命活动状态概括为"阴平阳秘"，人体内阴阳各自保持功用和特性，并通过彼此之间的相互作用达到整体协调的状态。秋季天气转凉，人体免疫力降低，各种疾病高发。此时如能注重阴阳调和，可有效预防疾病的发生，保持健康。调和人体阴阳主要采取扶正固本、滋阴助阳的方法，阳虚者补阳，阴虚者补阴。

调和阴阳的药材、食材：人参、附子、吴茱萸、核桃、灵芝、干姜、羊肉、荔枝、蜂蜜、玉竹、生地黄、沙参、银耳等。

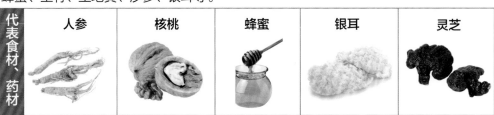

秋季养生药膳食谱

清肺止咳+滋阴润肺

白果玉竹猪肝汤

材料

白果100 g，玉竹10 g，猪肝200 g，盐、香油、高汤、红椒末、香菜末各适量。

做法

❶ 猪肝洗净，切片；白果、玉竹洗净，备用。

❷ 净锅上火，倒入高汤，下猪肝片、白果、玉竹，烧沸后调入盐。

❸ 淋上香油，撒上红椒末、香菜末即可装碗食用。

功效提醒

白果可清肺止咳；玉竹可滋阴润肺。

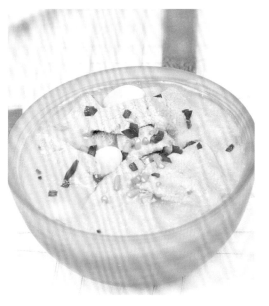

清热泻火+滋阴润燥

苦瓜甘蔗鸡骨汤

材料

甘蔗200 g，苦瓜块、鸡胸骨各100 g，盐适量。

做法

❶ 甘蔗洗净，去皮，切小段。

❷ 鸡胸骨氽烫，捞起洗净，和甘蔗段一起放锅中，加水煮沸，转小火煮1小时。

❸ 放入苦瓜块煮30分钟，加盐调味即可。

功效提醒

此汤可清热泻火、滋阴润燥、利尿通淋，比较适合体内火热过旺的人群食用。

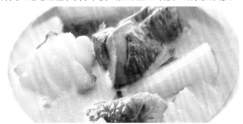

生津润燥+润肺化痰

雪梨银耳瘦肉汤

材料

雪梨块50 g，银耳20 g，猪瘦肉块500 g，红枣11颗，盐5 g。

做法

❶ 猪瘦肉块洗净，入开水氽烫后捞出。

❷ 银耳浸泡，去蒂，撕成小朵，洗净。

❸ 锅内加水、猪瘦肉块、银耳、雪梨块、红枣烧开，小火煲2小时，加盐调味即可。

功效提醒

此汤适合秋季肺燥咳嗽、心烦者食用。也适合咽喉干痛、肺燥干咳或咯痰带血丝者。

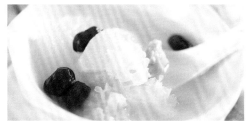

生津止渴+润肺滋肾

天门冬米粥

材料

天门冬25 g，大米100 g，白糖3 g，葱5 g。

做法

❶ 大米洗净；天门冬洗净；葱洗净，切成葱花。

❷ 锅中倒入适量清水，放入大米，大火煮开。

❸ 加入天门冬煮至粥呈浓稠状，撒上葱花，加入白糖拌匀即可食用。

功效提醒

此粥具有养阴清热、生津止渴、润肺滋肾的功效，非常适合干燥的秋季食用。需要注意的是，天门冬甘寒清润，脾虚便溏、风寒咳嗽者不宜选用。

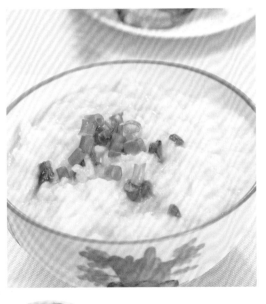

天门冬 滋阴润肺

滋养肺阴+清热生津

牛奶银耳水果汤

材料

银耳100 g，猕猴桃1个，圣女果5颗，牛奶100 mL。

做法

❶ 银耳用清水泡软，去蒂，切成细丁。

❷ 将银耳丁加入牛奶中，加水，以中小火边煮边搅拌，煮至熟软，熄火，待凉后装碗。

❸ 圣女果对切，猕猴桃去皮，切丁，一同放入上述碗中即可。

功效提醒

本品可缓解肺燥咳嗽、肠燥便秘等症。

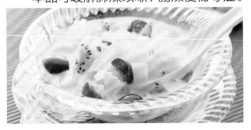

滋阴润燥+润肠通便

酸甜葡萄菠萝奶

材料

葡萄150 g，柳橙半个，菠萝100 g，牛奶50 mL。

做法

❶ 将葡萄洗净，去皮、去籽；柳橙洗净，切块后榨汁；菠萝去皮，切块，备用。

❷ 葡萄、菠萝块、牛奶、柳橙汁、20 mL 凉开水放入搅拌机，高速搅30秒后倒入杯中即可。

功效提醒

本品具有滋阴润燥、润肠通便的功效，还可以美容养颜，改善秋燥等症。

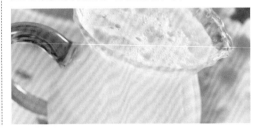

润肺止咳+缓解疲劳

石榴鲜奶甘蔗汁

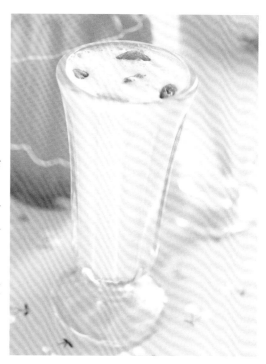

材料

石榴1个，甘蔗250 g，牛奶100 mL，葡萄干20 g。

做法

❶ 将甘蔗洗净，去皮，榨汁；石榴去皮，留果肉，备用；葡萄干洗净，备用。

❷ 将石榴果肉榨汁，与甘蔗汁、牛奶、葡萄干一起放入锅内，加入 30 mL 凉开水煮热后即可饮用。

功效提醒

石榴、甘蔗均有滋阴润燥、润肺止咳的功效，牛奶、葡萄干可润燥益胃。石榴、甘蔗、牛奶、葡萄干 4 种食材做成汁饮用，具有缓解疲劳、稳定情绪的功效。

补中益气+养血安神

醪糟葡萄干

材料

醪糟150 g，葡萄干20 g，红枣10 g，冰糖适量。

做法

❶ 将红枣洗净，去核，再切成小粒。

❷ 锅中加入水，下红枣粒、葡萄干煮开后，再加入醪糟。

❸ 待煮至入味后，加入冰糖继续煮稠即可。

功效提醒

本品可补气血，缓解缺铁性贫血，还有提神解乏、解渴消暑、润肤养颜等功效。

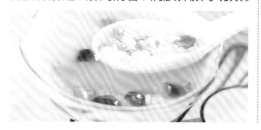

排毒养颜+润燥利咽

银耳冰糖茶

材料

银耳30 g，绿茶6 g，冰糖60 g，枸杞子少许。

做法

❶ 银耳用水泡 20 分钟；将绿茶冲泡 2 次后的茶水留用。

❷ 银耳与绿茶水、枸杞子放入锅中，用小火煮。

❸ 煮开后调入冰糖即可。

功效提醒

本品具有滋阴清热、润燥利咽的功效，还可促进胃肠蠕动，排毒养颜。

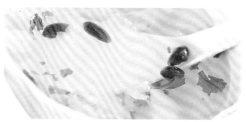

滋阴清热+润肺止咳

霸王花猪肺汤

材料

霸王花50 g，猪肺750 g，猪瘦肉片300 g，杏仁10 g，姜片、盐各5 g。

做法

❶ 霸王花浸泡1小时，洗净。

❷ 猪肺洗净，挤压，直至血水去尽、猪肺变白，切成块状，汆水；锅置于火上，放入姜片，将猪肺块干爆5分钟左右。

❸ 瓦锅内加足量水，煮沸后加霸王花、猪肺块、猪瘦肉片、杏仁，大火煲沸后改用小火煲3小时，加盐调味即可。

功效提醒

此汤有清肺热、润燥、滋阴润燥、润肺止咳、化痰下气的功效。

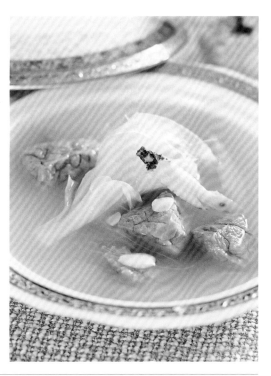

益气补虚+润肺止咳

北杏党参老鸭汤

材料

老鸭300 g，北杏20 g，党参15 g，白糖、盐各5 g。

做法

❶ 老鸭收拾干净，切块，汆水；北杏洗净，浸泡；党参洗净，切段，浸泡。

❷ 锅中加老鸭肉块、北杏、党参段，加水烧沸后炖2小时；加入盐和白糖，关火出锅即可。

功效提醒

本品具有益气补虚、预防感冒的功效。

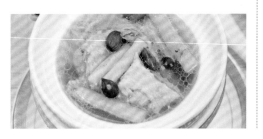

清肺祛火+止咳化痰

桔梗苦瓜

材料

玉竹10 g，桔梗6 g，苦瓜200 g，花生粉5 g，盐少许，酱油适量。

做法

❶ 苦瓜去籽，洗净，切薄片，泡冰水中，10分钟后捞出装盘；玉竹、桔梗打成粉状。

❷ 将盐、花生粉、酱油、玉竹粉、桔梗粉一起拌匀，淋在苦瓜片上即可。

功效提醒

本品可清热解毒、利咽祛火，适合慢性咽炎患者食用。脾胃虚寒者慎服本品。

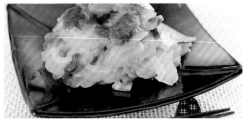

敛肺补虚＋止咳定喘

杏仁白萝卜炖猪肺

材料

猪肺250 g，杏仁30 g，白萝卜200 g，花菇50 g，高汤、姜片、盐各适量。

做法

❶ 猪肺反复冲洗干净，切成大块；杏仁、花菇浸透洗净；白萝卜洗净，切成块。

❷ 以上食材连同高汤、姜片放入炖盅，盖上盅盖，隔水，大火炖30分钟，改中火炖50分钟，小火炖1小时即可。

❸ 炖好后加盐调味即可。

功效提醒

本品有敛肺定喘、止咳化痰的功效，还有一定的滋补气血、缓解身体虚弱的作用，适用于肺虚久咳、神疲无力等症。

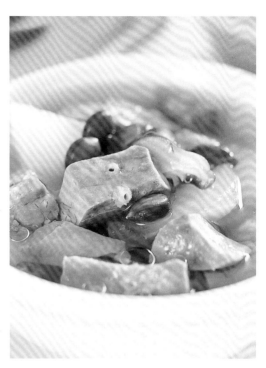

清疏风热＋清肝祛火

枸杞叶菊花绿豆汤

材料

枸杞叶100 g，菊花15 g，绿豆30 g，冰糖适量。

做法

❶ 绿豆洗净；枸杞叶、菊花洗净。

❷ 把绿豆放入锅内，加适量清水，大火煮沸后，改小火煮至绿豆软烂。

❸ 加菊花、枸杞叶、冰糖，煮10分钟即可。

功效提醒

菊花具有疏风、明目、解毒的功效；枸杞叶具有补虚益精、清肝祛火的作用。

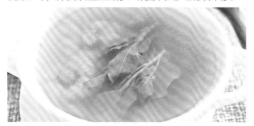

发汗驱寒＋温肺化痰

桂枝莲子粥

材料

大米100 g，桂枝20 g，莲子30 g，姜10 g，白糖5 g，葱花适量。

做法

❶ 大米淘洗干净，用清水浸泡；桂枝洗净，切小段；莲子、姜洗净，备用。

❷ 锅置于火上，加水，放大米、莲子、姜、桂枝段熬煮至软烂，放白糖稍煮，撒上葱花即可。

功效提醒

本品具有温通经络、发汗解表、温肺化痰的作用。

止咳化痰＋补肺益气

杏仁红枣粥

材料

杏仁20 g，红枣15 g，粳米150 g，白糖适量。

做法

❶ 将杏仁、粳米一起放入水中浸泡一会儿；红枣洗净，去核，备用。

❷ 红枣、杏仁、粳米一起放入锅内，大火烧开后转小火熬煮成粥。

❸ 待粥成后，加入白糖煮至入味即可。

功效提醒

杏仁可止咳化痰，粳米可补肺益气，本品适合经常咳嗽的人群食用，对于提高人体的免疫力和抵抗力有很大益处。

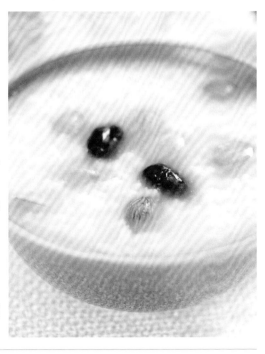

发散风寒＋辛温暖胃

生姜麻黄饮

材料

麻黄9 g，生姜30 g。

做法

❶ 麻黄加适量水，煎煮30分钟。

❷ 去渣取汁。

❸ 姜榨汁，将这2种汁兑服即可。

功效提醒

本品可用于风寒感冒引起的头痛无汗、周身酸痛、咳嗽鼻塞等症。需要注意的是，高血压患者应慎用，失血患者及月经量多而感冒者应忌用。

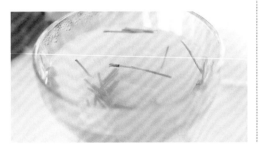

清肝明目＋润肺止咳

白果菊花茶

材料

白果、决明子各10 g，菊花5 g，冰糖适量。

做法

❶ 白果去壳、去皮，和决明子盛入锅中，加600 mL水，以大火煮开。

❷ 转小火续煮20分钟。

❸ 加入菊花、冰糖，待水再次沸腾即可熄火。

功效提醒

此茶能清肝明目、祛风止痛、润肺止咳，改善视力减退，并可调节血压、血脂。

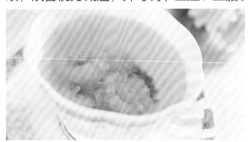

益气敛汗+滋阴润肺

五味子西红柿面

材料

人参须10g，麦门冬15g，五味子5g，面条90g，西红柿片150g，秋葵100g，熟火腿丝60g，高汤800 mL，盐、香油各适量。

做法

❶ 全部药材放入棉布袋中，与高汤一同入锅中煮沸，续煮10分钟，取药膳高汤，备用。

❷ 秋葵去蒂头，洗净，切开；西红柿片、面条放水中煮熟，捞出放碗中，加盐调味。

❸ 秋葵放入药膳高汤中煮熟后一起倒入碗中，搭配熟火腿丝，淋上香油即可食用。

功效提醒

本品有益气敛汗、益肾固精、滋阴润肺等功效。

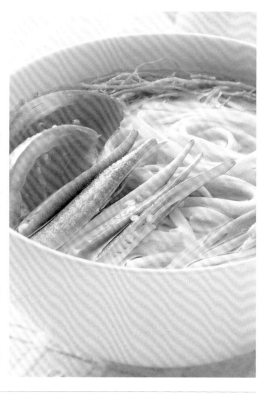

固肾涩精+补脾止泻

红枣猪尾汤

材料

猪尾100g，红枣30g，盐1g。

做法

❶ 猪尾洗净，剁成段；红枣洗净，用清水浸泡20分钟，去核。

❷ 水烧开，放猪尾段汆水，捞起洗净。

❸ 把猪尾段、红枣及浸泡红枣的水放入炖盅，加水，用大火烧开，改小火煲2小时，加盐调味即可。

功效提醒

此汤是一道益肾固精的佳品。

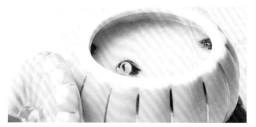

滋阴补肾+延缓衰老

福禄寿甲鱼

材料

甲鱼1只，西蓝花、香菇、黄豆、食用油、盐、料酒、大蒜、香油各适量。

做法

❶ 西蓝花掰小块，汆水摆盘；黄豆洗净；香菇洗净；甲鱼处理干净。

❷ 甲鱼入油锅滑油，加料酒、大蒜、盐和水煮开，加香菇、黄豆焖至熟，装盘，淋上香油即可。

功效提醒

本品可以滋阴补肾、益气补虚。

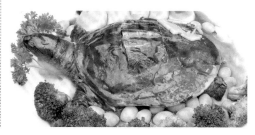

补肾助阳+驻颜美容

莲子补骨脂猪腰汤

材料

补骨脂50 g，猪腰1个，莲子、核桃仁各40 g，姜片适量，盐2 g。

做法

❶ 补骨脂、莲子、核桃仁洗净，浸泡；猪腰剖开，除去白色筋膜，加盐揉洗，用水冲净。

❷ 将以上食材及姜片放入砂锅中，倒入清水，大火煲沸后转小火煲2小时即可。

❸ 加盐调味即可。

功效提醒

此汤为秋季的养生汤品，补骨脂可治肾阳不足、下元虚冷、腰膝冷痛，有补肾助阳、驻颜美容的功效。另外，其中丰富的矿物质还可以健体强身。

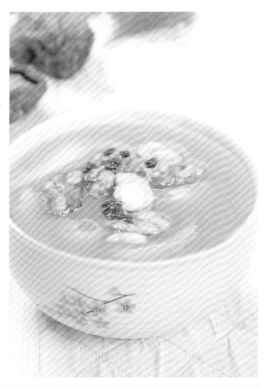

滋阴和胃+健脾补肾

金针海参鸡汤

材料

金针菇5 g，海参200 g，鸡腿1个，当归、黄芪、枸杞子各10 g，盐适量。

做法

❶ 当归、黄芪洗净，煎取汤汁；金针菇泡软；海参切块，和鸡腿一起用热水氽烫。

❷ 将金针菇、海参块、鸡腿、枸杞子一起放入锅中，加入汤汁、盐，煮熟即可。

功效提醒

本品具有滋阴和胃、益气补血、延缓衰老、健脾补肾的功效。

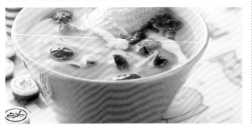

滋阴补肾+健脾止泻

黑米黑豆莲子粥

材料

黑米40 g，糙米30 g，燕麦、黑豆、莲子、赤小豆各20 g，白糖适量。

做法

❶ 糙米、黑米、燕麦、黑豆、赤小豆洗净，浸泡；莲子洗净，泡发后，去莲芯。

❷ 锅中加水，放入以上食材，大火煮沸，转小火煮成粥，调入白糖拌匀。

功效提醒

本品有健脾止泻、补肾、利尿的功效，还具备美容养颜、助消化的作用。

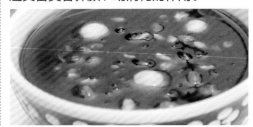

补肾固精+乌发防脱
首乌板栗羹

材料

大米100 g，板栗肉50 g，何首乌、枸杞子各10 g，盐适量。

做法

❶ 何首乌洗净，加5碗水熬成汤汁，去渣取汁，备用。

❷ 大米淘洗干净，放入锅中，加何首乌汁、板栗肉、枸杞子一同熬煮约30分钟，直至大米软烂，加盐调味即可。

功效提醒

板栗肉具有健脾养胃、补肾益气的功效；另外，何首乌具有壮筋骨、补肝肾、防脱发的作用。

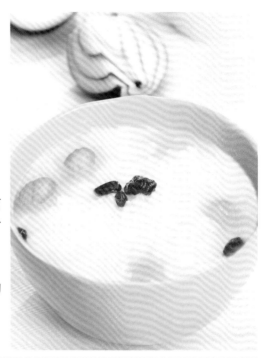

滋补肝肾+益气填精
黄精杜仲炖白鸽

材料

白鸽1只，黄精15 g，杜仲10 g，盐、料酒各适量。

做法

❶ 将白鸽去毛及内脏，洗净，剁成块；黄精、杜仲泡发，洗净。

❷ 锅中加水烧沸，下入鸽肉氽去血水。

❸ 鸽肉放入锅中，加黄精、杜仲、料酒、盐煮至熟即可。

功效提醒

本品具有滋补肝肾、益气填精的功效。

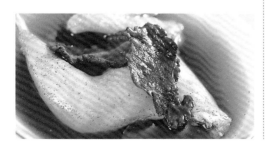

补肾益精+益气养血
首乌红枣熟地粥

材料

粳米60 g，薏米30 g，何首乌、熟地黄、腰果、红枣各适量，冰糖少许。

做法

❶ 粳米、薏米均洗净；红枣洗净，切片；何首乌、熟地黄均洗净，煮好，取汁待用。

❷ 另取锅倒入煮好的汁，放粳米、薏米、红枣片、腰果、冰糖，煮至呈浓稠状即可。

功效提醒

本品对腰酸、腰痛等症有改善作用。

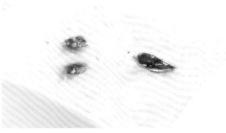

疏肝理气+滋阴生津
佛手瓜老鸭汤

材料

老鸭250 g，佛手瓜100 g，枸杞子、生地黄、牡丹皮各10 g，盐5 g。

做法

❶ 老鸭收拾干净，切块，汆水；佛手瓜洗净，切片；枸杞子洗净，浸泡；生地黄、牡丹皮煎汁，去渣，备用。

❷ 锅中放入老鸭肉、佛手瓜片、枸杞子，加入适量清水，小火慢炖。

❸ 炖至香味四溢时，倒入药汁，调入盐，稍炖一会儿，出锅即可。

功效提醒

佛手瓜可疏肝理气、和胃止痛。鸭肉可生津止渴、养胃护胃。

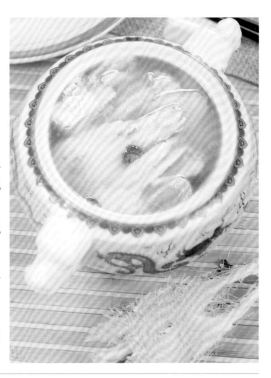

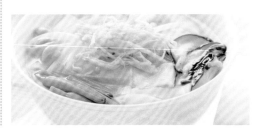

清热利尿+减肥瘦身
香菇白菜魔芋汤

材料

香菇20 g，白菜150 g，魔芋100 g，盐5 g，淀粉3 g，食用油适量。

做法

❶ 香菇洗净，切成片；白菜洗净，切大片。

❷ 魔芋切片，下沸水中汆去碱味后，捞出。

❸ 白菜片倒入油锅内炒软，加水、盐、香菇片、魔芋片煮开，加淀粉勾芡即可。

功效提醒

本品有清热利尿、减脂瘦身的功效，适合肥胖人群食用。

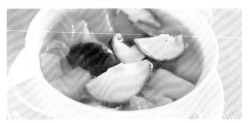

疏肝和胃+消胀排毒
枳实金针河粉

材料

枳实、厚朴各10 g，金针菇45 g，黄花菜、黄豆芽各5 g，胡萝卜丝15 g，河粉90 g，盐1小匙，香菇片少许。

做法

❶ 枳实、厚朴洗净，煎汁；河粉煮熟。

❷ 河粉、药汁放锅内煮沸，加洗净的黄豆芽、金针菇、黄花菜、胡萝卜丝、香菇片煮熟，加盐调味即可。

功效提醒

本品具有疏肝和胃、润肤美容、消胀排毒、消积通便等功效。

补益肺气+滋阴润燥

灵芝玉竹麦冬茶

材料

灵芝、麦冬各6 g，玉竹5 g，蜂蜜或冰糖3 g。

做法

❶ 将灵芝、麦冬、玉竹用清水快速洗净。

❷ 取净锅置火上，加入 600 mL 左右的清水，冷水下入灵芝、麦冬、玉竹，大火煮开，转小火续煮10分钟即可关火。

❸ 将煮好的药茶过滤去渣，倒入杯中，待茶稍凉后加入蜂蜜或冰糖调味，搅拌均匀即可饮用。

功效提醒

本品可益气补肺、滋阴润燥。其中，玉竹具有养阴、润燥、除烦、止咳的功效。

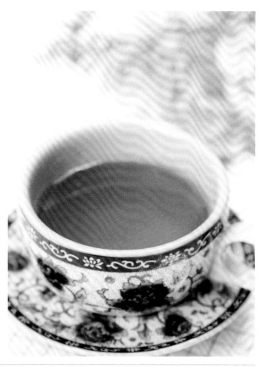

增进食欲+滋阴益气

青豆烧兔肉

材料

兔肉200 g，青豆150 g，姜、盐、葱花各3 g，酱油、料酒、食用油各适量。

做法

❶ 兔肉洗净，切块；姜切末；青豆洗净。

❷ 将兔肉块氽去血水，加入酱油、料酒腌制。

❸ 油锅烧热，下入兔肉块、青豆炒熟，放姜末、葱花微炒，加盐调味即可。

功效提醒

本品能增进食欲，还能滋阴益气、强身健体。

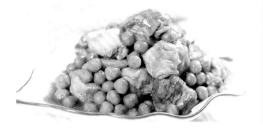

活血化瘀+疏肝解郁

丹参红花陈皮饮

材料

丹参10 g，红花、陈皮各5 g。

做法

❶ 丹参、红花、陈皮洗净，备用。

❷ 将丹参、陈皮放入锅中，加水适量，大火煮开，转小火煮5分钟即可关火。

❸ 放入红花，加盖闷 5 分钟，倒入杯内即可。

功效提醒

此品具有活血化瘀、疏肝解郁的功效，还能起到保护心脑血管的作用。

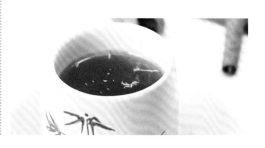

健脾和胃+疏肝养血

金针菇金枪鱼汤

材料

金枪鱼肉、金针菇各150 g，西蓝花75 g，白芍10 g，姜丝5 g，盐3 g。

做法

❶ 金枪鱼肉、金针菇、西蓝花洗净，金针菇撕开，西蓝花掰成小朵；白芍洗净。

❷ 清水倒入锅中，放入除姜丝以外的全部食材，煮熟。

❸ 放入姜丝，加盐调味即可。

功效提醒

本品具有健脾和胃、疏肝养血、滋阴润燥的功效，适合秋季肝胃不和、胸胁胀满、食欲不佳者食用。

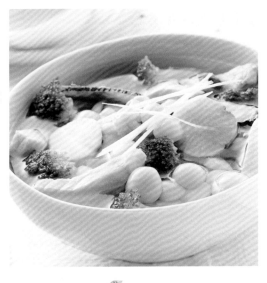

金枪鱼 补虚壮阳

健胃消食+补血柔肝

花菜土豆山楂汤

材料

花菜、土豆块、猪瘦肉各150 g，山楂、神曲、白芍各10 g，盐适量。

做法

❶ 将山楂、神曲、白芍洗净，煎汁，备用。

❷ 花菜洗净，掰成小朵；猪瘦肉洗净，切小丁。

❸ 处理好的食材放锅中，加药汁煮至土豆块变软，加适量盐调味，再次煮沸即可。

功效提醒

本品适合有腹胀、消化不良的人群食用。

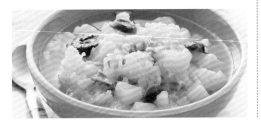

健脾和中+开胃消食

白扁豆山药粥

材料

白扁豆30 g，山药片50 g，粳米100 g，冰糖适量。

做法

❶ 粳米、白扁豆用清水洗净，泡发，备用。

❷ 锅洗净，放入洗净的粳米、白扁豆，加水，用大火烧开；将山药片洗净放入，转小火慢煮成粥，最后下冰糖调匀即可。

功效提醒

本品可辅助改善脾虚引起的食欲不振等症。

四季养生食谱

补益气血+强身健脑

人参鹌鹑蛋

材料

人参7 g，黄精10 g，鹌鹑蛋12个，盐、白糖、香油、料酒、水淀粉、高汤、姜末、酱油、醋、食用油各适量。

做法

❶ 将人参、黄精洗净，煎成药汁。

❷ 鹌鹑蛋全部煮熟，一半去壳，用油炸熟。

❸ 姜末炝锅，所有调料兑成汁，与药汁、鹌鹑蛋入锅翻炒，淋入香油即可。

功效提醒

人参能大补元气、固脱生津、安神。常服此药膳，可益智健脑、保护血管，预防动脉硬化。

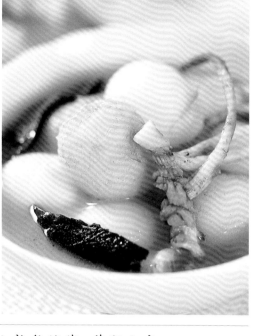

平衡阴阳+滋阴补血

灵芝肉片汤

材料

猪瘦肉150 g，党参、灵芝各12 g，盐3 g，香油、食用油、葱花、姜片各适量。

做法

❶ 猪瘦肉洗净，切片；党参、灵芝用水略泡。

❷ 净锅上火，倒油，将葱花、姜片爆香，下猪瘦肉片煸炒，倒入适量水烧开。

❸ 放入党参、灵芝、盐煲熟，加香油即可。

功效提醒

本品具有平衡阴阳、强身健体等功效，还具有益气补血、养心安神的作用，多适用于高脂血症、冠心病等气血不足者，或食欲不振、消化不良及失眠多梦者。

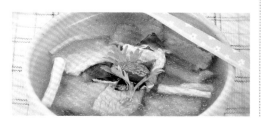

补气健脾+养肝止痛

白芍山药鸡汤

材料

山药50 g，鸡肉40 g，白芍10 g，枸杞子5 g，盐适量。

做法

❶ 山药去皮，洗净，切块；白芍及枸杞子洗净。

❷ 鸡肉洗净，切块，入沸水中余去血水。

❸ 锅中加水，将山药块、白芍、鸡肉块放入，煮至鸡肉块熟烂，放入枸杞子，加盐调味即可。

功效提醒

本品具有滋阴补血、柔肝止痛、益气健脾的功效，适合脾胃气虚型胃痛患者食用。

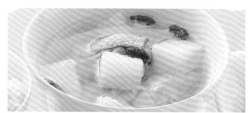

养肝健脾+补肾乌发

核桃枸杞蒸糕

材料

核桃仁50 g，枸杞子15 g，糯米粉100 g，糖10 g。

做法

❶ 核桃仁切小粒，备用；枸杞子洗净，泡发。糖加适量水，备用。

❷ 糯米粉加糖水拌匀，糖水与糯米粉的比例要合适，揉成糯米粉团，备用。

❸ 将糯米粉团移入锅中，隔水蒸约10分钟，将核桃粒、枸杞子撒在糯米粉团表面上，继续蒸10分钟至熟即可。

功效提醒

本品具有养肝健脾、补肾乌发、补脑益智、润肠通便等功效，脑力劳动者、脾胃虚弱者及习惯性便秘的患者可常食。

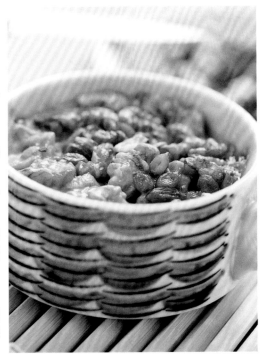

清热凉血+养阴生津

生地绿豆猪大肠汤

材料

猪大肠100 g，绿豆50 g，生地黄、陈皮、姜片各3 g，盐适量。

做法

❶ 猪大肠洗净，切段；绿豆、生地黄、陈皮洗净。

❷ 锅中加水烧开，下入猪大肠段，煮透捞出，和生地黄、绿豆、陈皮、姜片一起放入炖盅，加足量水烧开，小火煲2小时，加盐调味即可。

功效提醒

本品对阴虚火旺者有良好的改善作用。

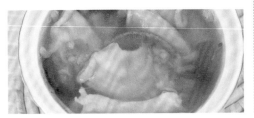

滋阴清热+通便排毒

香蕉蜂蜜牛奶

材料

热牛奶200 mL，香蕉半根，橙子半个，蜂蜜10 g。

做法

❶ 香蕉、橙子去皮，与蜂蜜一起放入果汁机中搅打均匀。

❷ 待搅至黏稠状时，倒入热牛奶，再搅拌10秒，倒入容器，待温度适宜即可饮用。

功效提醒

本品可补充能量、清热润肠、滋阴润肤，一般人群均可饮用。

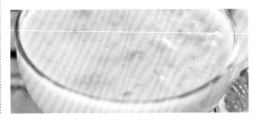

疏肝解郁+养血护肝

合欢佛手猪肝汤

材料

合欢花12 g，佛手片10 g，鲜猪肝150 g，姜10 g，葱1棵，盐、大蒜各适量。

做法

❶ 姜洗净，切末；大蒜去皮，切粒；葱洗净，取适量葱白切段。

❷ 将合欢花、佛手片洗净，置于砂锅中，加入适量清水煎煮，煮沸约20分钟。

❸ 将鲜猪肝洗净，切成片，加姜末、盐、大蒜粒、葱段腌制片刻，入锅中与药汁一起煮至猪肝熟透即可。

功效提醒

此汤具有疏肝解郁、养血安神及化痰止咳、健脾和胃的功效。

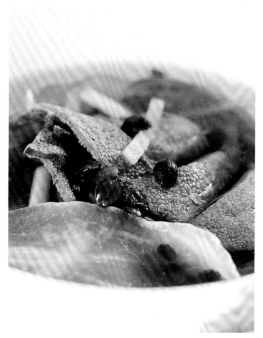

生津润肺+健脾祛湿

荸荠香菇鸡爪汤

材料

鸡爪300 g，荸荠80 g，香菇、枸杞子、茯苓、白术各15 g，盐适量。

做法

❶ 鸡爪洗净；荸荠去皮，切块；香菇、枸杞子浸泡。

❷ 鸡爪汆水，取出洗净。

❸ 鸡爪、荸荠块、香菇、枸杞子、茯苓、白术放锅中，加水，以小火炖2小时，加盐即可。

功效提醒

此汤具有强壮筋骨、生津润肺、健脾祛湿的功效。

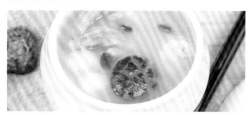

清热解毒+凉血止血

绿豆苋菜枸杞粥

材料

大米、绿豆各40 g，苋菜100 g，枸杞子5 g，冰糖10 g。

做法

❶ 大米、绿豆均洗净，泡发；苋菜洗净，切碎；枸杞子洗净，备用。

❷ 锅中加水，放入大米、绿豆、枸杞子煮开。

❸ 待煮至浓稠时，加入苋菜碎、冰糖稍煮。

功效提醒

绿豆可清热解毒、利尿通淋；苋菜可清热利湿、凉血止血。

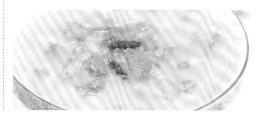

冬季养生药膳调养原则

冬季寒冷，对于体质虚弱的人来说，尤其难熬。因此，在冬季除了要做好保暖防寒工作以外，做好冬季饮食安排也十分重要。

◎ 原则一：平衡饮食，疏通血管

对于慢性消耗性疾病患者，如慢性支气管炎、肺气肿等患者，饮食应坚持以清淡、温软为主，注意多摄入高蛋白、高维生素食物，以平安度过冬季。肺部疾病患者还要选用可以健脾理气、补肺益肾、止咳化痰的食物，如梨、橘子、百合、白果、杏仁、蜂蜜、猪肺等。平衡饮食，避免发胖。因为肥胖容易引发多种疾病，如心脑血管疾病、内分泌疾病，而一些人是心脑血管疾病的高发人群，更应注意膳食平衡，预防肥胖，控制碳水化合物和脂肪的摄入量，晚餐尤其要严格控制进食量。

为了避免脂肪堆积，建议多食新鲜蔬菜和瓜果，主食尽可能多样化，多吃粗粮，增加维生素、矿物质的摄入。多食可以活血化瘀、通经活络的食物，如鳝鱼、泥鳅、乌鸡、黑木耳等。冬季寒冷，人体的血管遇寒收缩，容易引起高血压，导致动脉硬化、中风的发生，因此还可选择有疏通血管作用的药材，如三七、川芎、当归、丹参、牛膝、桃仁等。

◎ 原则二：温补肾阳，健胃益脾

冬季是万物生机潜藏的季节。秋去冬来，气温骤降，寒气逼人，人体生理功能减退，阳气渐弱，对能量与营养的需求较高，阳虚的人更应重视饮食调理。

第一，重视温补肾阳。中医素有"虚则补之""寒则温之""药补不如食补"之说。

因此，体虚之人要重视饮食调理，在冬季的日常膳食中要温补肾阳，多食禽蛋、鱼类、豆类、畜肉类等富含蛋白质的食物；适量食用羊肉、姜、花椒等温热性食物。

第二，多饮热汤，以驱寒暖胃。冬季宜多食果仁类食物，如核桃、芝麻、松子、花生、杏仁、莲子等，这些食物均有健脾胃、利肠道、润肺、补脑的作用，对脾胃不适的人非常有益。

此外，这些食物还含有多种微量元素和不饱和脂肪酸，能促进胆固醇代谢，减少动脉血管壁上的沉积物，预防动脉硬化、脑卒中等心脑血管疾病；常食还能抗氧化，减少皮肤上的皱纹，防衰抗老。

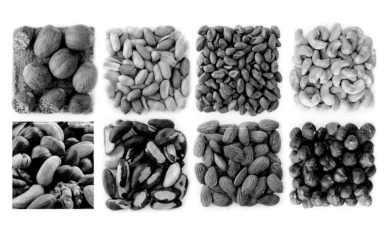

四季养生食谱

《黄帝内经》中的冬季饮食要点

冬季天气寒冷，寒邪易伤肾阳。中医养生学认为，冬季适宜温补，冬季养生应从养肾藏精、补虚壮阳、宣肺散寒、濡养脾胃、祛瘀护心、温经通脉 6 个方面着手，逐步调整饮食结构。

◎ **养肾藏精，提高机体免疫力**

冬季是万物休养生息的季节，同时也是寒邪肆虐的时节。中医认为"肾元蛰藏"，即肾为封藏之本。肾主藏精，肾精秘藏，则人精神健康；如若肾精外泄，则人容易被邪气入侵而患病。

如何补肾精呢？一是要"藏"，不要让它"漏"；二是要从饮食方面尽可能高效率地把吃的东西转化成"精"，去填充人的脑髓和骨髓。

养肾藏精的药材、食材：熟地黄、黄精、板栗、核桃、龟板、鹌鹑、鸽子肉、黑豆等。

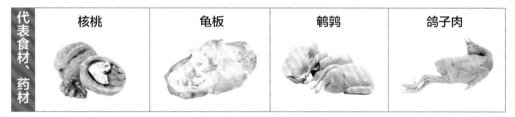

代表食材、药材	核桃	龟板	鹌鹑	鸽子肉

◎ **补虚壮阳，推动各脏腑的生理活动**

冬属水，其气寒，通于肾，寒邪当令，易伤阳气。《素问·调经论篇》曰："阳虚则外寒。"人体阳气不足、卫表不固，会出现畏寒怕冷、四肢不温等症状。而寒邪最易中伤肾阳，使肾脏阳气虚弱，易使人出现腰膝酸痛、畏寒肢冷、精神疲乏、失眠多梦、男性阳痿遗精、女性下腹冷痛等。冬季药膳养生宜补虚壮阳，饮食宜以温补为主，养阳为本。

补虚壮阳的药材、食材：冬虫夏草、杜仲、肉苁蓉、海马、海参、羊肉、韭菜等。

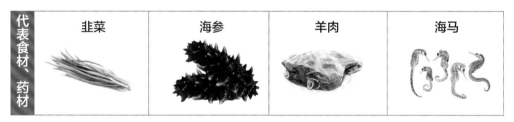

代表食材、药材	韭菜	海参	羊肉	海马

◎ **宣肺散寒，使肺气调和**

冬季的主气是寒，寒邪可入侵人体而致病。《素问·咳论》曰："皮毛者肺之合也，皮毛先受邪气，邪气以从其合也。其寒饮食入胃，从肺脉上至于肺，则肺寒，肺寒则外内合邪，因而客之则为肺咳。"寒邪客肺可使人出现咳嗽气喘、痰稀色白、形寒肢冷、舌淡苔白、脉搏迟缓等症。饮食方面，可以多吃大蒜、洋葱，以宣肺散寒。饮食养肺，还应多吃杏仁、甘草、香菜、玉米、黄豆、黑豆、冬瓜、西红柿、藕、甘薯、猪皮、川贝、雪梨等食物，但要按照个人体质、胃肠功能酌量选用。

宣肺散寒的药材、食材：杏仁、大蒜、香菜、洋葱、紫苏等。

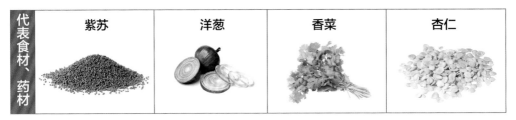

代表食材、药材	紫苏	洋葱	香菜	杏仁

◎ 健养脾胃，以滋生气血津液

脾胃对食物进行接纳消化，并将对机体有用的水谷精微转化为气血津液，输送到全身各脏腑组织，保证各脏腑组织有足够的能量维持正常的功能活动。《素问·六节脏象论》说："脾、胃、大肠、小肠、三焦、膀胱者，仓廪之本，营之居也，名曰器，能化糟粕，转味而入出者也。"

健养脾胃的药材、食材：大米、鸡内金、神曲、白萝卜、山药等。

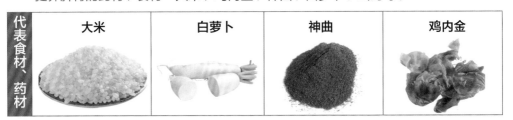

代表食材、药材	大米	白萝卜	神曲	鸡内金

◎ 祛瘀护心，推动血液循环

冬季气候寒冷，气压较低，因寒邪入侵，人体血管会受寒收缩，从而导致血压升高，加大心脏负荷，常有胸痹之症，主要表现为胸部闷痛，甚至喘息气促，主要特征是瘀血。这与现代医学的冠状动脉粥样硬化性心脏病、心绞痛、心包炎等疾病引起的心前区疼痛，以及以肺部疾病、胸膜炎等为主症的疾病相类似，重在活血化瘀。

祛瘀护心的药材、食材：川芎、五灵脂、三七、乌鸡、山楂等。

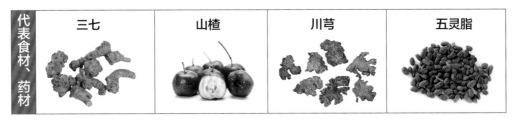

代表食材、药材	三七	山楂	川芎	五灵脂

◎ 温经通脉，提高抗寒能力

冬季天气寒冷，寒邪当道，饮食方面以温补为佳。阳虚怕冷者，应多食羊肉、花椒、洋葱、鳝鱼等以抵御寒邪，温经通络，少食寒凉、生冷食物，以免损伤阳气，加重阳虚症状。

温经通脉的药材、食材：威灵仙、地龙、独活、胡椒、花椒、羊肉等。

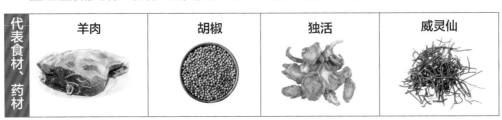

代表食材、药材	羊肉	胡椒	独活	威灵仙

冬季养生药膳食谱

肾气乌鸡汤

材料

山茱萸、牡丹皮、茯苓、泽泻各10 g，熟地黄、山药各15 g，牛膝8 g，乌鸡腿1个，盐4 g。

做法

❶ 将乌鸡腿洗净，剁大块，放入沸水汆烫，去掉血水。

❷ 将乌鸡腿块及所有药材放入煮锅中，加水没过所有食材。

❸ 以大火煮沸，然后转小火续煮40分钟左右，加盐调味，即可取汤汁饮用。

功效提醒

本品具有滋阴补肾、活血化瘀的功效。

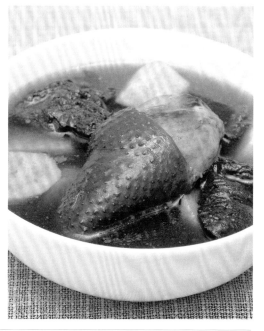

益肾藏精+壮腰强筋

龟板杜仲猪尾汤

材料

龟板25 g，炒杜仲30 g，猪尾600 g，盐2小匙。

做法

❶ 猪尾剁段，洗净，汆烫，捞起，冲洗1次。

❷ 龟板、炒杜仲冲净。

❸ 上述食材和药材放入炖锅，加6碗水，以大火煮开，转小火炖40分钟，加盐调味即可。

功效提醒

本品可改善腰膝酸软、耳鸣耳聋。

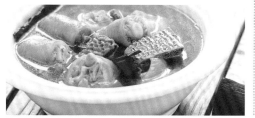

补脾益气+补肾益精

枸杞红枣炖鹌鹑

材料

鹌鹑2只，枸杞子10 g，红枣7颗，绍酒、盐各适量。

做法

❶ 鹌鹑洗净，切块，汆水；枸杞子、红枣用温水浸透，红枣去核。

❷ 以上食材和药材连同一碗半沸水倒进炖盅，加入绍酒，盖上盖子，炖熟，加盐调味即可。

功效提醒

本品有补脾益气、补肾益精的功效。

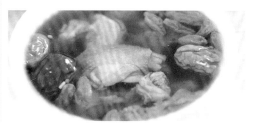

补肾养阴+益气补虚

黄精牛筋煲莲子

材料

黄精10 g，莲子15 g，牛蹄筋500 g，姜、盐各适量。

做法

❶ 莲子洗净；黄精、姜洗净，姜切片。

❷ 牛蹄筋切块，入沸水汆烫。

❸ 锅中加水烧沸，放牛蹄筋块、莲子、黄精、姜片煲2小时，加盐调味即可。

功效提醒

黄精可以补肾养阴，牛蹄筋含丰富的胶原蛋白，莲子可补肾涩精，三者合用，具有很好的滋补作用。还具有强筋壮骨之功效，对腰膝酸软、身体瘦弱者有很好的改善作用。

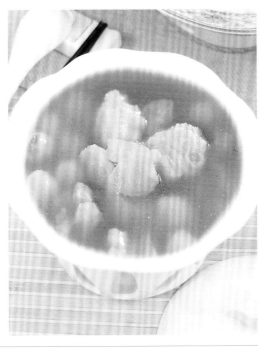

养肾藏精+乌发明目

山药黑豆粥

材料

山药、薏米各30 g，大米60 g，黑豆、玉米粒各适量，盐2 g，葱8 g。

做法

❶ 大米、薏米、黑豆均洗净，泡发；山药去皮，洗净，切成小丁；葱洗净，切成葱花。

❷ 锅中加水，放大米、薏米、黑豆、玉米粒，煮至米粒绽开。

❸ 加山药丁，煮至浓稠，加盐拌匀，撒上葱花即可。

功效提醒

本品可改善肝肾阴虚所造成的须发早白、腰膝酸软等症。

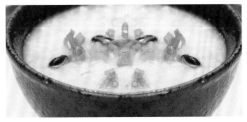

滋补肝肾+美颜抗衰

板栗枸杞粥

材料

板栗肉200 g，枸杞子10 g，大米100 g，盐适量。

做法

❶ 将大米、枸杞子用清水洗净。

❷ 锅中加水，下入板栗肉、大米，煲成粥。

❸ 撒上枸杞子，加盐，再煲至入味即可。

功效提醒

本品可缓解肝肾亏虚引起的腰膝酸软、体虚倦怠等症状，还具有滋阴补肾、美颜、抗衰老的功效，对处于更年期的女性有很好的滋补作用。

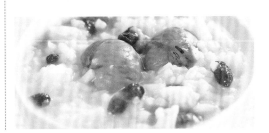

强筋壮骨+补益肝肾

杜仲牛肉

材料

杜仲20 g，枸杞子15 g，牛肉500 g，黄酒2汤匙，姜片、葱段各少许，盐适量。

做法

❶ 牛肉洗净，切片，放在热水中稍烫一下，去掉血水，备用。

❷ 杜仲和枸杞子冲洗一下，然后和牛肉片、姜片、葱段、黄酒一起放入锅中，加适量水，大火煮沸后，转小火，将牛肉片煮至熟烂。

❸ 拣去杜仲、姜片和葱段，调味即可。

功效提醒

冬季常食用本品，可帮助改善肾虚引起的耳鸣耳聋等症；杜仲适用于容易腰脊酸痛及患有高血压的人群。

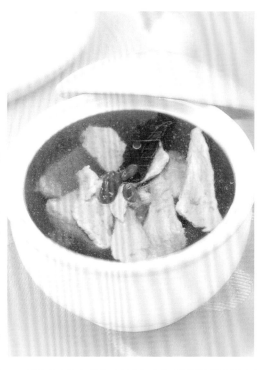

补肾壮阳+养血润燥

腐竹焖海参

材料

鲜腐竹、水发海参块各200 g，西蓝花100 g，香菇50 g，姜片、葱段、蒜、盐、糖、老抽、食用油各适量。

做法

❶ 锅中放水，加姜片、葱段、海参块煨入味；鲜腐竹入油锅，煎至金黄；西蓝花切块，氽熟。

❷ 爆香姜片、葱段，下所有食材，略焖，放剩余调料，焖至入味即可。

功效提醒

本品可改善气血不足、肾阳亏虚。

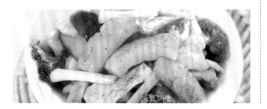

温补肝肾+益精壮阳

补骨脂虫草羊肉汤

材料

补骨脂、冬虫夏草、山药各30 g，羊肉750 g，枸杞子、姜、红枣、盐各适量。

做法

❶ 羊肉洗净，切块，用开水氽烫，去除膻味；补骨脂、冬虫夏草、枸杞子洗净；山药去皮。

❷ 所有药材、食材放入锅内，加水，煮沸后，转小火煲3小时，加盐调味即可。

功效提醒

本品适合男性精液稀少等症，主要适用于肝肾两虚、肾阳不足的人群。

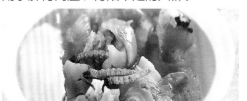

养血益精+补肾壮阳

鹿茸枸杞蒸虾

材料

大白虾500 g，鹿茸、枸杞子各10 g，米酒50 mL。

做法

❶ 大白虾剪须去脚，自背部剪开，以牙签挑去肠泥，冲净，沥干。

❷ 鹿茸以火烧去周边绒毛，并与枸杞子先以米酒浸泡20分钟。

❸ 大白虾盛盘，放入鹿茸、枸杞子和米酒，隔水蒸8分钟即成。

功效提醒

本品可改善阳虚畏寒、腰膝无力的症状，还能补气益血、壮阳益精。

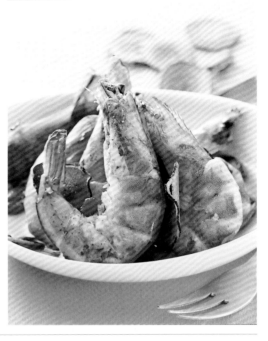

补肾壮阳+温中开胃

核桃仁拌韭菜

材料

核桃仁300 g，韭菜150 g，食用油15 mL，白糖、白醋、盐、香油各适量。

做法

❶ 核桃仁剥去皮；韭菜用水洗净，炒熟，切段。

❷ 油锅烧热，下入核桃仁，炸成浅黄色后捞出。

❸ 在另一只碗中放入韭菜段，加白糖、白醋、香油、盐拌匀，和核桃仁一起装盘即成。

功效提醒

本品适合阳虚早泄的人群食用。

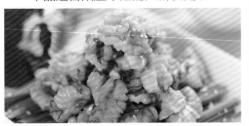

补肾助阳+保肝护肝

当归苁蓉炖羊肉

材料

核桃仁、肉苁蓉、当归各15 g，羊肉250 g，黑枣、盐、姜片、米酒各适量。

做法

❶ 羊肉洗净，切块，氽烫。

❷ 核桃仁、肉苁蓉、当归、黑枣洗净，放锅中；羊肉块置于肉苁蓉和当归上方，加姜片、米酒、水煮开炖熟，加盐调味。

功效提醒

本品具有补肾益精、保肝护肝的功效，可改善肾亏、阳痿、遗精等症状。

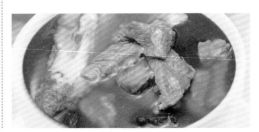

祛痰止咳+润肠通便

香菇炒杏仁

材料

香菇150 g，杏仁、青豆各30 g，食用油、盐、酱油、白糖、水淀粉、香油、高汤各适量。

做法

❶ 香菇去杂质，洗净，切丁；杏仁洗净，焯熟，备用。

❷ 炒锅烧热，放入花生油，接着放入香菇丁和杏仁、青豆略煸炒。

❸ 加入盐、白糖、高汤、酱油，烧沸后改小火慢炒至入味，用水淀粉勾芡，淋上香油即成。

功效提醒

本品是低脂肪、高蛋白菜品，具有宣肺止咳、润肠通便的功效。

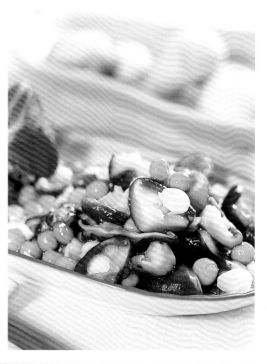

滋阴润肺+清热利尿

甘草蛤蜊汤

材料

蛤蜊500 g，陈皮、桔梗、甘草各5 g，盐适量，姜3片。

做法

❶ 蛤蜊用少许盐水泡至完全吐沙。

❷ 锅内加水，将陈皮、桔梗、甘草煮开，改小火煮约25分钟；放入蛤蜊，煮至蛤蜊张开，加入姜片及盐调味即可。

功效提醒

甘草蛤蜊汤具有清热利尿、保肝护肝、滋阴润肺等功效。

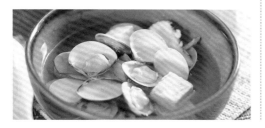

发散风寒+温中暖胃

香菜鱼片汤

材料

紫苏叶、姜片、砂仁各5 g，香菜50 g，鲫鱼80 g，盐、酱油各适量。

做法

❶ 香菜洗净；紫苏叶洗净，切丝。

❷ 鲫鱼洗净，切薄片，用盐、姜片、香菜、紫苏叶丝、酱油拌匀，腌制10分钟。

❸ 锅内加水，放鱼片、砂仁煮熟，加盐调味即可。

功效提醒

本品适合冬季食用，可解表散寒，预防感冒。

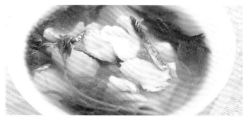

解表散寒+温中暖胃

紫苏叶卷蒜瓣

材料

紫苏叶150 g，大蒜瓣200 g，盐、白糖各3 g，酱油、香油各3 mL。

做法

❶ 紫苏叶、大蒜瓣用水冲洗，沥干水分。

❷ 将紫苏叶、大蒜瓣在糖盐水中泡30分钟，取出，沥干水分；把大蒜瓣一个一个地卷在紫苏叶中。

❸ 用盐、酱油、白糖、香油调成酱汁，蘸汁食用即可。

功效提醒

紫苏叶具有发散风寒的功效，大蒜可解毒杀菌、抵抗病毒。两者同食，可以有效预防风寒感冒等。

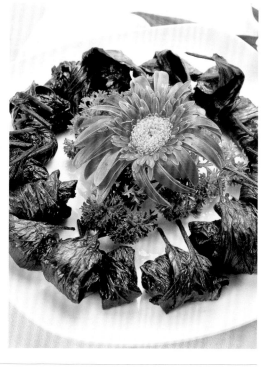

发汗解表+宣肺散寒

豆豉葱姜粥

材料

糙米100 g，黑豆豉、葱花、红椒圈、姜丝各适量，盐、香油各少许。

做法

❶ 糙米洗净，浸泡30分钟；黑豆豉洗净。

❷ 锅置于火上，倒入适量清水，放入糙米煮至米粒绽开，再放入黑豆豉、红椒圈、姜丝。

❸ 煮至粥熟，加盐、香油，撒上葱花即可。

功效提醒

本品可发汗解表、宣肺散寒。

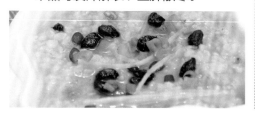

驱散寒邪+增进食欲

生姜牛奶

材料

姜10 g，鲜牛奶200 mL，白糖20 g。

做法

❶ 姜洗净，切丝。

❷ 将鲜牛奶、姜丝混合在一起放入锅内。

❸ 以大火煮沸，边煮边搅拌，起泡后即可关火，加入白糖调匀，稍凉后即可饮用。

功效提醒

本品具有调理胃肠、增进食欲的功效，适量饮用，对儿童的成长发育有一定好处。

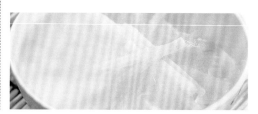

补肾助阳+强筋壮骨

温姜鸡汤

材料

母鸡1只，生姜片6 g，盐3 g，黄酒10 mL，葱花10 g。

做法

❶ 母鸡去毛后，从脊背处剖开，除去内脏，清洗后待用。

❷ 砂锅加清水放于火上，将母鸡在内脊骨处切几刀（保持骨断皮连），背面向上放入砂锅内，加入葱花、生姜片、黄酒，烧开后撇去浮沫，盖好锅盖；改用小火焖炖1.5小时左右。

❸ 把母鸡翻身，鸡腹向上，加盐调味，继续炖至鸡肉软烂即成。

功效提醒

本品具有发汗解表、温中止咳、驱风活血的功效。通常被用来缓解外感风寒、头痛咳嗽、胃寒呕吐等病症。

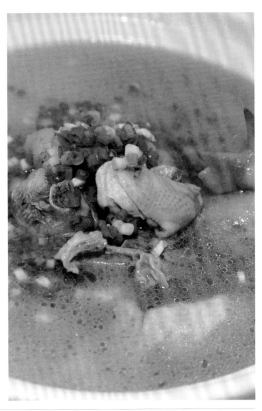

温经散寒+行气活血

排骨桂枝板栗汤

材料

猪排骨350 g，桂枝20 g，盐少许，枸杞子、板栗肉、玉竹、高汤各适量。

做法

❶ 将猪排骨洗净，切块，汆水。

❷ 桂枝、玉竹洗净，备用。

❸ 净锅上火，倒入高汤，调入盐，放入猪排骨块、板栗肉、桂枝、玉竹、枸杞子共同煲熟即可。

功效提醒

本品具有温经散寒、行气活血的功效。

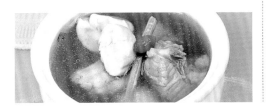

温中祛寒+温补气血

桂枝羊肉汤

材料

带骨羊肉800 g，桂枝20 g，枸杞子、红枣、酱油各适量。

做法

❶ 带骨羊肉洗净，切块，入沸水汆去血水，沥干；桂枝、枸杞子、红枣洗净。

❷ 锅内加水，依次放入羊肉块、桂枝、枸杞子、红枣炖煮；待羊肉八成熟时加酱油，煮沸片刻即可。

功效提醒

本品可以温肾助阳，对冻疮有很好的改善作用。

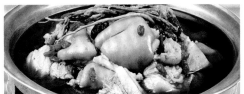

驱寒暖胃+预防感冒

姜汁黑豆浆

材料

姜1块,黑豆80 g,红糖适量。

做法

❶ 黑豆洗净,用清水浸泡6～8小时;姜洗净,去皮,切成小片。

❷ 将以上食材全部倒入豆浆机中,加水至上下水位线之间,按下"豆浆"键。

❸ 待豆浆机提示做好后,倒出过滤,加入适量红糖即可饮用。

功效提醒

姜具有发散风寒、化痰止咳的功效;黑豆具有补脾利水、解毒乌发的功效。此款黑豆浆具有驱寒暖胃及预防风寒感冒的作用,效果显著。

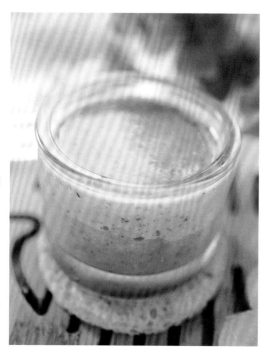

四季养生食谱

健脾益胃+促进消化

猪肚煲米豆

材料

米豆50 g,猪肚150 g,姜1小块,盐5 g,食用油适量。

做法

❶ 猪肚洗净,切成条状;姜洗净,切片。

❷ 米豆放入清水中泡至膨胀。

❸ 油锅烧热,下猪肚条稍炒后,加水,之后加入米豆和姜片煲至豆粒绽开,加盐即可。

功效提醒

经常食用能够提高人体的免疫力,还有健胃益气、促进消化的作用。

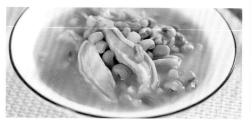

健脾消食+帮助消化

大米神曲粥

材料

神曲适量,大米100 g,白糖5 g。

做法

❶ 大米洗净,泡发,沥水,备用;神曲洗净,备用。

❷ 锅置于火上,倒入清水,放入大米,以大火煮至米粒绽开。

❸ 加入神曲,同煮至粥浓稠,调入白糖即可。

功效提醒

本品可以改善胃肠功能、帮助消化,还有补充能量的作用。

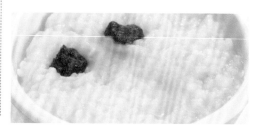

祛风通络＋行气开郁

川芎当归鳝鱼汤

材料

　　川芎10 g，当归12 g，桂枝5 g，红枣5颗，鳝鱼200 g，盐适量。

做法

　　❶ 将川芎、当归、桂枝洗净；红枣洗净，浸软，去核。

　　❷ 将鳝鱼剖开，洗净，置于开水锅内稍煮，捞起，过冷水，刮去黏液，切段。

　　❸ 将除盐以外的全部食材和药材放入砂锅内，加适量清水，大火煮沸后，改小火煲2小时，加盐调味即可。

功效提醒

　　此汤有活血祛瘀、行气开郁、祛风通络的作用。冬季食用，可改善产后瘀滞腹痛。

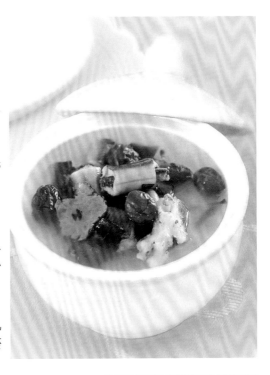

活血祛瘀＋消肿止痛

五灵脂红花蒸鱿鱼

材料

　　五灵脂9 g，红花6 g，鱿鱼200 g，姜片、葱段、盐各5 g，绍酒10 mL。

做法

　　❶ 把五灵脂、红花洗净；鱿鱼洗净，切块。

　　❷ 把鱿鱼块放在蒸盆内，加盐、绍酒、姜片、葱段、五灵脂和红花，加入适量清水。

　　❸ 把蒸盆置于蒸笼内，大火蒸35分钟即成。

功效提醒

　　本品具有活血祛瘀、消肿止痛的功效。

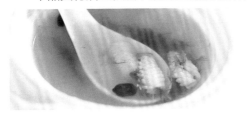

滋阴补肾＋活血化瘀

丹参郁金炖乌鸡

材料

　　丹参10 g，郁金8 g，乌鸡1只，姜片、盐各5 g。

做法

　　❶ 丹参、郁金洗净；乌鸡去内脏，洗净，切块。

　　❷ 将乌鸡肉、盐、丹参、郁金一起放入锅内，加姜片和水，以大火炖50分钟左右，加盐调味即成。

功效提醒

　　本品适合气滞血瘀型心绞痛患者食用，还具有行气、开郁、安神的功效。

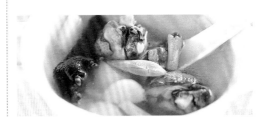

健脾和胃＋滋补肝肾

燕麦枸杞粥

材料

燕麦30 g，大米100 g，枸杞子10 g，白糖3 g。

做法

❶ 将枸杞子、燕麦、大米洗净后浸泡。

❷ 将燕麦、大米、枸杞子一起放入锅中，加水煮成粥。

❸ 调入白糖，继续煮至糖溶化即可。

功效提醒

本品可健脾和胃、滋肾补肝，对心烦失眠者有很好的改善效果。其中富含的膳食纤维能促进肠胃蠕动，利于排便，且热量低，比较适合胆固醇高的人群食用。

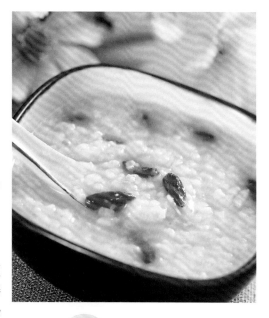

燕麦 通便排毒

补血活血＋祛瘀护心

三七炖乌鸡

材料

当归20 g，三七、枸杞子各8 g，乌鸡肉250 g，盐5 g，蚝油5 mL。

做法

❶ 当归、三七洗净，三七砸碎，当归切片。

❷ 乌鸡洗净，斩块，入开水余烫，取出，过冷水，备用。

❸ 当归片、乌鸡块、三七碎、枸杞子放锅中，加水煮开，改小火煮熟，调味即可。

功效提醒

本品可补益脾肾、活血止血。

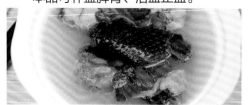

活血化瘀＋散结止痛

川芎桃仁青皮饮

材料

川芎、牡丹皮、桃仁、吴茱萸、生地黄、白芍各15 g，玫瑰花、青皮各8 g。

做法

❶ 将所有食材洗净；将川芎、生地黄、桃仁、白芍、吴茱萸放入锅中，加适量水。

❷ 煮30分钟后，放牡丹皮、青皮、玫瑰花，煮5分钟即可。取汁分2次服用，每日1剂。

功效提醒

川芎、桃仁均能活血化瘀、行气止痛；白芍有良好的补血止痛功效。

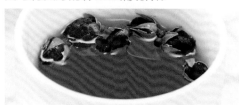

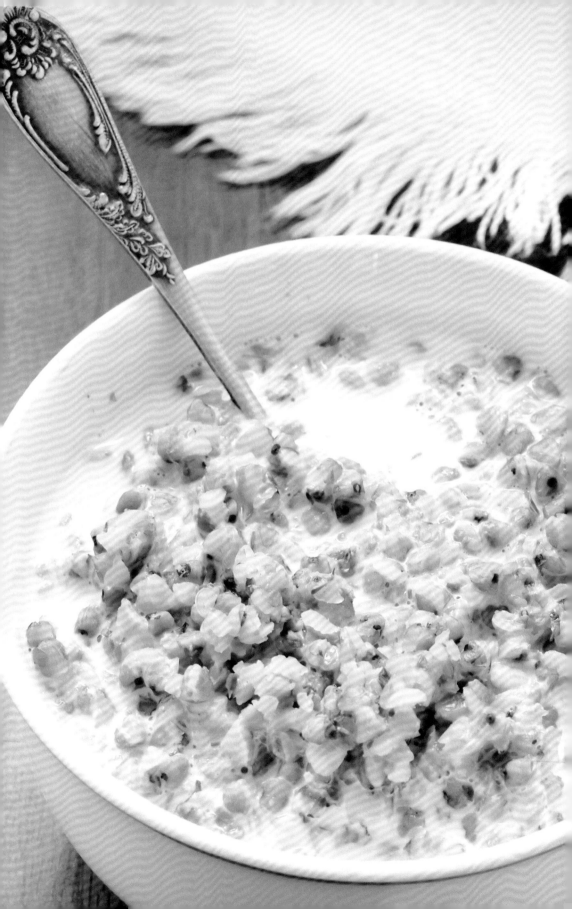

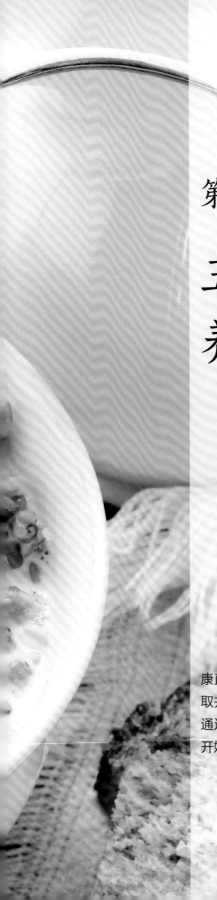

第五章

五脏药膳
养护食谱

　　五脏分别指的是心、肝、脾、肺、肾，而五脏的健康直接决定人体是否处于健康状态。因此，本章特别选取并推荐了适合五脏的食材、药材及其代表药膳，可以通过饮食的方式滋养五脏。五脏养生，应该从药膳调养开始，用美味健康的食谱，开启您的五脏养生之旅。

养护肝脏常识"加油站"

清代医学家周学海在《读医随笔》中说："医者善于调肝，乃善治百病。"由此，我们可以看出肝对人体健康具有总领全局的重要意义。

◎ 肝脏主要的生理功能

肝主疏泄

疏泄，即传输、疏通、发泄。它把人体内部的气机生发、疏泄出来，使气息畅通无阻。气机如果得不到疏泄，就成为"气闭"。气闭就会引起很多的病理变化，譬如出现水肿、瘀血、女性闭经等。如果肝气郁结，就要疏肝理气。

此外，肝还有疏泄情志的功能。人都有七情六欲、七情五志，这些情志的抒发也要靠肝脏。肝还帮助疏泄"水谷精微"，是指人们吃进去的食物变成营养物质，而肝把它们传输到全身，若肝疏泄失常，人易患脂肪肝、高脂血症等。

肝主筋

筋的活动有赖于肝血的滋养。肝血不足，筋失濡养，可导致一系列症状，如前所述。若热邪炽盛，灼伤肝的阴血，则可出现四肢抽搐、牙关紧闭、角弓反张等，中医称之为"肝风内动"。

肝主藏血

肝有贮藏血液和调节血量的功能。当人体在休息或情绪稳定时，机体的需血量减少，大量血液贮藏于肝；当劳动或情绪激动时，机体的需血量增加，肝就排出其所储藏的血液，以满足机体活动的需要。如藏血的功能异常，则会引起血虚或出血的病变。若肝血不足，不能濡养于目，则两目干涩昏花，或为夜盲；若失于对筋脉的濡养，则会出现筋脉拘急、肢体麻木、屈伸不利等。

◎ 养肝护胆首要任务：调畅情绪

中医讲肝与胆相表里，有"肝胆相照"之说。人们通常把肝脏比作一个"化工厂"，因为人体胃肠道吸收的各种营养物质，如蛋白质、碳水化合物、脂肪、维生素等，或是有害物质、毒素，都要经过肝脏来处理，所以肝有过滤的作用。

养肝护胆，应先从调畅情绪开始。养肝最忌发怒，因此，平时应尽量保持稳定的情绪。

其次，饮食养生也是重要的方面，应多食有养肝养血、排毒护肝功效的食物，如枸杞子、猪肝、西红柿、花菜、天麻、柴胡、菊花等。

代表药材、食材

天麻	柴胡	菠菜	白芍
猪肝	鳝鱼	花菜	芹菜

药食养肝：护肝排毒药材药膳

天麻
平抑肝阳
祛风通络

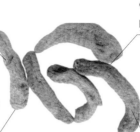

- **性味**
  性平，味甘

- **选购要点**
  切面平坦，呈半透明角质状，味微苦带甜，嚼之有黏性

- **归经**
  归肝经

- **适宜人群**
  动脉硬化、中风后手足不遂者

本品既熄肝风，又平肝阳，为治眩晕、头痛的良药；还能祛外风、通经络、止痛，用于中风后手足不遂、筋骨疼痛等。天麻还有调节外周血管、脑血管和冠状血管阻力，减慢心率及镇痛抗炎的药理作用。

清热解毒+通经止痛

天麻苦瓜酿肉

材料

天麻、川芎、茯苓各4 g，苦瓜300 g，猪肉泥150 g，甜椒末10 g，盐3 g，香油2 mL。

做法

❶ 苦瓜洗净，切成长约2 cm的段，用汤匙挖去中间的籽和白膜后，铺于盘中，备用。

❷ 猪肉泥加盐、香油搅拌至黏，用汤匙填入苦瓜段内，备用；锅中加水，药材熬制成药汁，淋于苦瓜上，撒上甜椒末，放蒸笼中蒸熟即可。

功效提醒

本品具有清心明目、清热解烦、通经活络的功效，比较适合患高血压的人群食用。

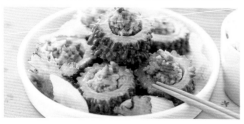

益智补脑+祛风通络

天麻炖猪脑

材料

猪脑300 g，天麻、枸杞子、地龙各10 g，葱、红枣、姜片、盐、胡椒粉、高汤各适量。

做法

❶ 猪脑洗净，去净血丝；葱洗净，切段。

❷ 锅中倒入足量清水烧开，放入猪脑汆烫，捞出沥水。

❸ 高汤放入碗中，加全部食材和洗净的药材，调入剩余调料，隔水炖2小时即可。

功效提醒

本品可平肝潜阳、益智补脑，还具备祛风止痛的效果。

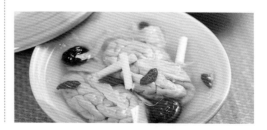

柴胡

疏肝解郁
升阳举陷

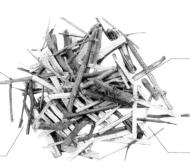

- **性味**
  性微寒，味辛、苦

- **选购要点**
  北柴胡药性好，以枝条粗长、根须少、质地硬韧为佳

- **归经**
  归肝、胆经

- **适宜人群**
  肝气不舒、月经不调等患者

柴胡善条达肝气、疏肝解郁，可改善肝失疏泄、气机郁阻所致的胸胁或少腹胀痛、情志抑郁及妇女月经失调、痛经等症。柴胡还能升举脾胃清阳之气，可治中气不足、气虚下陷所致的脘腹重坠作胀、食少倦怠、久泻脱肛、子宫下垂、肾下垂等脏器脱垂。特别需要注意的是，柴胡性升散，所以阴虚阳亢、阴虚火旺的患者要特别慎用。

行气宽胸+疏肝解郁

柴胡莲子田鸡汤

材料

柴胡、香附各10 g，莲子150 g，陈皮5 g，甘草3 g，田鸡3只，盐适量。

做法

❶ 将柴胡、香附、陈皮、甘草洗净，装入棉布袋，扎紧；田鸡宰杀，洗净，剁块。

❷ 莲子洗净，与棉布袋一同放锅中，加水，以大火煮开，转用小火煮30分钟。

❸ 放田鸡块煮熟，取出棉布袋，加盐调味即可。

功效提醒

本品可疏肝解郁、行气宽胸，用于肝郁气滞引起的胸胁胀满、胁肋疼痛等症。

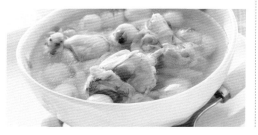

疏肝理气+升阳举陷

柴胡枸杞羊肉汤

材料

柴胡15g，枸杞子10g，羊肉片200g，上海青200 g，盐3 g。

做法

❶ 柴胡洗净，放进煮锅中，加4碗水，熬到约剩3碗水时，去渣留汁。

❷ 上海青洗净，切段，备用。

❸ 枸杞子放入药汁中煮软，加入羊肉片，并加入上海青段；待羊肉片熟，加盐调味即可。

上海青
有助于肝脏排毒

功效提醒

本品可温肾助阳、增进食欲，同时也可疏肝理气，更有益于身体调理。

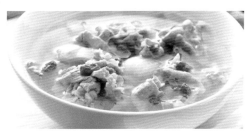

车前子

利尿通淋
凉血解毒

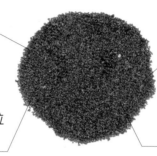

● **性味**
性寒，味甘

● **归经**
归肝、肾、肺、小肠经

● **选购要点**
大粒车前子圆形稍扁，棕黑色；小粒车前子粒小，色棕红

● **适宜人群**
高血压、小便不畅、痢疾等患者

车前子为车前科植物车前的干燥成熟种子，具有利尿通淋、渗湿止泻、明目祛痰的功效。其常被用来缓解湿热下注于膀胱而致的小便淋沥涩痛，以及水湿停滞所致的水肿、小便不利、湿热或脾虚泄泻，肝火旺盛所致的目赤肿痛、目暗昏花、白内障，肺热所致的痰热咳嗽等。肾虚寒者特别要注意，最好不服用。

清热解毒+利尿消肿

通草车前子茶

材料

通草、车前子各10 g，白茅根、黄芪各8 g，白糖10 g。

做法

❶ 将通草、车前子、白茅根、黄芪洗净，盛入锅中，加1 500 mL水煮成茶。

❷ 大火煮开后，转小火续煮15分钟。

❸ 煮好后滤出药渣，加入白糖即成。

白茅根
清热利尿

功效提醒

本品尤其适合尿道炎引起的排尿困难、尿道涩痛、小便短赤及尿血的人群。这4味药材配伍，利尿消肿功效显著。

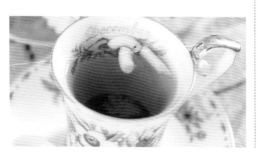

清热利尿+养肝明目

车前枸杞叶猪肝汤

材料

车前子、菠菜各150 g，猪肝30 g，枸杞叶、姜片、盐、香油各适量。

做法

❶ 车前子洗净，加水800 mL左右，煎至剩400 mL左右。

❷ 猪肝、菠菜洗净，猪肝切片；枸杞叶洗净，切段，备用。

❸ 将猪肝片、枸杞叶段放入药汁中，加入姜片和盐，同煮至熟，下菠菜，淋香油即可。

枸杞叶
清除肝脏毒素

功效提醒

本品主要用于风热目赤的患者，还适合视力减退、营养不良的人群食用。

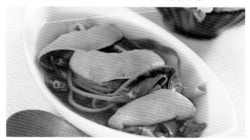

白芍

养血敛阴
柔肝止痛

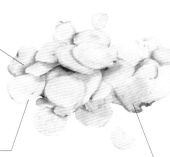

- **性味**
  性微寒，味苦、酸

- **归经**
  归肝、脾经

- **选购要点**
  宜选购圆柱形，直或稍弯，去净栓皮，两端整齐者

- **适宜人群**
  血虚萎黄、月经不调、盗汗、腹痛、头痛眩晕的患者

白芍可缓解肝血亏虚引起的月经不调，常与熟地黄、当归等同用；肝脾不和之胸胁脘腹疼痛，常配柴胡、当归、白芍等同用；四肢挛急疼痛，常配甘草缓急止痛；肝阳上亢之头痛眩晕，常配牛膝、代赭石、龙骨、牡蛎等同用。此外，白芍还可用于阴虚盗汗及肝阳上亢引发的头痛眩晕。需要注意的是，脾胃虚寒、易腹泻的人群不宜食用白芍。

柔肝止痛+益气健脾

山药白芍排骨汤

材料

白芍、蒺藜各10 g，新鲜山药300 g，猪排骨250 g，红枣10颗，盐2 g。

做法

❶ 白芍、蒺藜洗净，装入棉布袋，系紧；新鲜山药洗净，去皮，切块；红枣用清水泡软；猪排骨切块，冲洗后入沸水中汆烫，捞起。

❷ 将猪排骨块、山药块、红枣和棉布药袋放入锅中，加水1 800 mL左右，大火烧开后转小火炖40分钟，加盐调味即可。

功效提醒

白芍可补血滋阴、柔肝止痛；山药可益气健脾，对肝脾不和、胸胁胀满有改善作用。此汤适合需要补肾益精的人群食用。

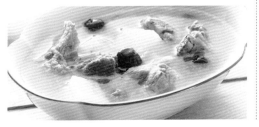

养血调经+补肾益精

四物鸡汤

材料

鸡腿150 g，熟地黄25 g，当归15 g，川芎5 g，炒白芍10 g，盐3 g。

做法

❶ 将鸡腿剁块，放入沸水中汆烫，捞出冲净，备用；熟地黄、当归、川芎、炒白芍用清水快速冲净。

❷ 将以上所有食材和药材放入炖锅，加6碗水，以大火煮开，转小火续炖40分钟。

❸ 起锅前加盐调味即可。

川芎
活血化瘀

功效提醒

熟地黄、当归、川芎、白芍四药合用为四物汤，是补血代表方，可以活血补血、调经止痛。

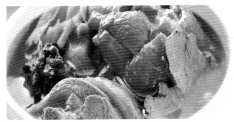

猪肝

活血补虚
养肝明目

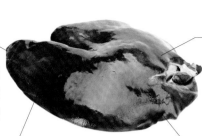

- **性味**
  性温，味甘、苦

- **选购要点**
  宜选鲜品呈褐色或紫色，表面或切面没有水泡，弹性大，无异味者

- **归经**
  归肝经

- **适宜人群**
  气血虚弱、面色萎黄、缺铁性贫血者

常食猪肝可预防眼睛干涩、疲劳，可调节和改善贫血患者造血系统的生理功能，还能帮助去除机体中的一些有毒成分。猪肝中含有一般肉类食品中缺乏的维生素C和微量元素硒，能增强人体的免疫力，可抗氧化、防衰老。猪肝的胆固醇含量较高，因此，高血压、冠心病患者应少食猪肝。

养肝明目+清热泻火

枸菊肝片汤

材料

枸杞子10 g，干菊花5 g，猪肝300 g，盐4 g。

做法

❶ 猪肝冲净，切片；煮锅加4碗水，放入枸杞子，以大火煮开，转小火，续煮3分钟。

❷ 放入猪肝片和干菊花，再次煮开后，加盐调味即可。

功效提醒

猪肝和枸杞子搭配，能防止眼睛结膜角质化及保护视力。常食本品，还可清肝明目。

枸杞子 补肝益肾

菊花 清肝明目

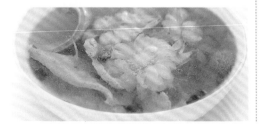

滋补肝肾+养血明目

何首乌炒猪肝

材料

何首乌20 g，猪肝300 g，韭菜花250 g，食用油、淀粉、盐、香油各适量。

做法

❶ 猪肝切片，放水中汆烫，捞出；韭菜花洗净，切段。

❷ 将何首乌放入清水中煮沸，改小火，续煮10分钟后离火，取药汁与淀粉混合拌匀。

❸ 起油锅，放入沥干的猪肝片、韭菜花段翻炒片刻，加盐和香油拌炒，淋上药汁勾芡即可。

何首乌
补肝益肾

功效提醒

本品可滋补肝肾、乌发明目，对肝肾亏虚、血虚者均有补益作用。

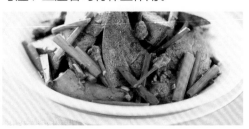

鳝鱼

补肝益肾
补气养血

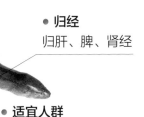

- **性味**
  性温，味甘

- **选购要点**
  挑选鳝鱼时，以表皮柔软、颜色灰黄、闻起来无臭味者为佳

- **归经**
  归肝、脾、肾经

- **适宜人群**
  身体虚弱、气血不足、腰膝酸软等患者

鳝鱼具有补肝益肾、补气养血、祛风湿、强筋骨、壮阳等功效，对调节血液中胆固醇的浓度、预防因动脉硬化而引起的心血管疾病有显著作用，还可用于辅助缓解面部神经麻痹、中耳炎、乳房肿痛等病症。有人说"鳝鱼是眼药"，患眼疾的人多吃鳝鱼有好处。鳝鱼腥热动风，所以不适合患有瘙痒性皮肤病的人群食用，以免加重瘙痒的症状。

补益气血+活血通络

大蒜鳝段

材料

鳝鱼400 g，大蒜150 g，葱15 g，食用油、盐、肉汤、酱油、绍酒、香油各适量。

做法

❶ 将鳝鱼洗净，去头尾，切成段；大蒜炸香，备用；葱切段。

❷ 炒锅置大火上，油烧至七成热，下鳝鱼段煸炒，加盐、绍酒；炒至鳝段卷缩、酥软时倒入肉汤，下酱油后改用小火，烧至鳝段熟透；加炸大蒜、葱段、香油即可。

功效提醒

鳝鱼可活血通络，大蒜为"血管清道夫"，两者合用，可预防动脉硬化。本品还适用于身体虚弱、气血不足的人群。

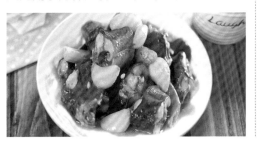

祛风除湿+活血化瘀

土茯苓鳝鱼汤

材料

鳝鱼、蘑菇各100 g，当归8 g，土茯苓、赤芍各10 g，盐5 g，米酒10 mL。

做法

❶ 将鳝鱼洗净，切小段；蘑菇洗净，撕成小朵；当归、土茯苓、赤芍洗净，备用。

❷ 将当归、土茯苓、赤芍放入锅中，以大火煮沸后转小火，续煮20分钟。

❸ 下鳝鱼段煮5分钟，再下蘑菇炖煮3分钟，加盐、米酒调味即可。

功效提醒

土茯苓、鳝鱼可祛风除湿、通络除痹，赤芍可清热凉血，当归可活血化瘀。此品具有除湿解毒、利尿通淋、补气养血的功效。

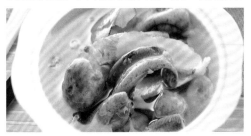

花菜

解毒护肝
润肺止咳

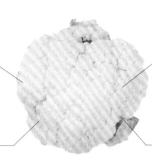

● **性味**
性平，味甘

● **归经**
归胃、肝、肺经

● **选购要点**
以花球洁白微黄、无异味、无毛花者为佳

● **适宜人群**
食欲不振、消化不良、大便干燥者

花菜含有蛋白质、磷、铁、胡萝卜素、硫胺素等，富含维生素C。花菜也是含有类黄酮最多的食物之一，可以预防感染，阻止胆固醇氧化，防止血小板凝聚，从而减少心脏病和中风的风险。常吃花菜，还可以增强肝脏的解毒能力。花菜内还有多种吲哚衍生物活性物质，该物质能调节雌激素水平，减少乳腺癌的发病概率。此外，花菜还具有爽喉、开音、润肺、止咳等功效。

美容养颜+预防中风

西红柿炒花菜

材料

花菜250 g，香菜10 g，西红柿200 g，食用油、盐各适量。

做法

❶ 将花菜去除根部，切成小朵，用清水洗净，汆水，捞出沥水，待用；西红柿洗净，切小丁；香菜洗净，切小段。

❷ 锅中加入少量油烧至六成热，将花菜块和西红柿丁放入锅中翻炒至熟。

❸ 调入适量盐，盛盘，撒香菜即可。

功效提醒

花菜和西红柿都对肝脏有利，适合患高血压和高脂血症的人群食用。

保肝护肝+健脾开胃

花菜炒肉片

材料

花菜200 g，猪瘦肉50 g，盐、葱各3 g，姜10 g，干辣椒15 g，食用油适量。

做法

❶ 花菜洗净，切成小块；猪瘦肉洗净，切片；干辣椒切段；姜去皮，切片；葱切成葱花。

❷ 锅上火，加油烧热，下干辣椒段炒香，再加入猪瘦肉片、花菜块、姜片、葱花炒匀，再加少量水，盖上盖子稍焖，加盐调味即可。

干辣椒
健胃消食

功效提醒

本品具有保肝护肝、健脾开胃的功效，还能促进胃肠道的蠕动。

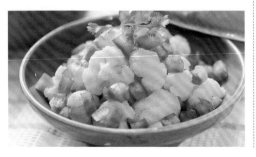

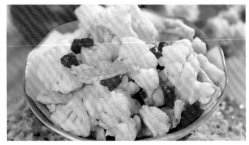

芹菜

平肝利水
凉血止血

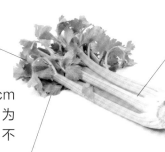

- **性味**
  性凉，味甘、微苦

- **选购要点**
  芹菜梗以20~30 cm
  长、短而粗壮的为
  佳，菜叶要翠绿、不
  枯黄

- **归经**
  归肝、胃、肺经

- **适宜人群**
  高血压、糖尿病、
  小便不利等患者

芹菜含有蛋白质、碳水化合物、B族维生素、维生素P、钙、磷、铁等营养成分，具有清热除烦、平肝、利水消肿、凉血止血的作用，适用于高血压、头痛、头晕、暴热烦渴、黄疸、水肿、小便热涩不利、痄腮，以及女性月经不调、赤白带下等人群，尤其适合高血压患者、动脉硬化患者、缺铁性贫血者及经期妇女食用。

促进排泄+养血润燥

芝麻拌芹菜

材料

红辣椒2个，西芹300 g，白芝麻20 g，大蒜瓣、盐各适量。

做法

❶ 红辣椒去蒂，去籽，切圈，装盘垫底用；大蒜瓣去皮，切成末，备用。

❷ 炒锅置于火上，将白芝麻炒熟，备用。

❸ 西芹去叶留梗，洗净，切片，放入沸水中汆烫，冷却后装盘；再加入大蒜末、盐和熟白芝麻，拌匀即可食用。

功效提醒

芹菜有强壮骨骼、促进排泄的作用，白芝麻有养血润燥的作用。本品适合患高血压及动脉硬化的人群食用。

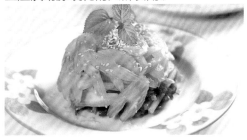

平肝利水+保护血管

芹菜烧豆腐

材料

豆腐300 g，芹菜梗100 g，食用油、红辣椒、盐、酱油、香油各适量。

做法

❶ 豆腐切大块；芹菜洗净，切段；红辣椒切圈。

❷ 锅内放油，爆香红辣椒圈、芹菜段，加适量盐、酱油、水烧开，放入豆腐块煮2分钟。

豆腐
补脾益胃

❸ 淋上香油即可出锅。

功效提醒

本品有利于保护人体神经、血管及大脑，适合血管硬化的人群食用。

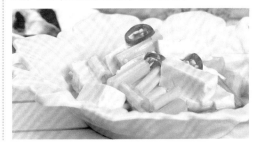

西红柿

瘦身护肝
健胃消食

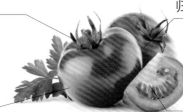

● **性味**
性微寒，味甘、酸

● **选购要点**
形状丰圆、肩青色、
果顶红色者为佳

● **归经**
归肝、脾、胃经

● **适宜人群**
口渴、食欲
不振、肝炎
患者

高血压、肝炎、肾炎、夜盲症、近视眼，以及宫颈癌、膀胱癌、胰腺癌等人群适合食用西红柿，还能帮助吸收人体内的胆固醇和脂肪等物质，并使之随大便排出，从而起到瘦身作用。另外，它还有美容和治口疮的作用。每天喝一杯西红柿汁或常吃西红柿，对预防老年斑也有较好的作用。患有急性肠炎、细菌性痢疾及溃疡活动期的患者不宜食用。

补血美容＋美白养颜

西红柿猪肝菠菜面

材料

鸡蛋面120 g，西红柿1个，菠菜25 g，猪肝60 g，盐3 g，食用油适量。

做法

❶ 猪肝洗净，切成小片；菠菜洗净，切段；西红柿洗净，切成小片。

❷ 锅中加油烧热，下入猪肝片，炒熟盛出；锅中加水烧开，下入鸡蛋面。

❸ 待面条熟后，再下入炒好的猪肝片，放入菠菜段、西红柿片，加盐调味即可。

功效提醒

猪肝、菠菜均是补血美容佳品；西红柿富含多种维生素，有美白养颜的功效。青春期女孩常食本品，可使面色红润。

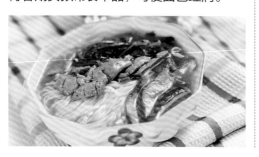

清肝护肝＋养颜护肤

西红柿豆腐汤

材料

豆腐150 g，西红柿2个，食用油4 mL，盐、淀粉、葱花各适量。

做法

❶ 将豆腐洗净，切成小块；西红柿洗净，沸水烫后，去皮，剖开，切成粒。

❷ 豆腐块放入碗中，加西红柿粒、盐、淀粉一起拌匀。

❸ 锅置于火上，下油烧热，放豆腐块、西红柿粒翻炒至香，加水烧开，撒上葱花即可。

功效提醒

本品有清肝护肝、增加营养、提高免疫力、美白肌肤的功效。

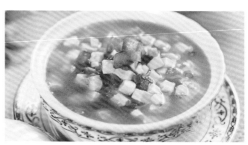

五脏药膳养护食谱

养护心脏常识"加油站"

《黄帝内经》把人体的五脏六腑命名为"十二官",其中,心为"君主之官",这肯定了心在五脏六腑中的重要地位。心是脏腑中极为重要的器官,所以我们平时要加强对心脏的养护。

◎ 心脏的主要生理功能

在中医理论中,心为神之居、血之主、脉之宗,在五行属火,配合其他所有脏腑功能活动,起着主宰生命的作用。心的主要生理功能有2个:

心主血脉

心主血脉包括主血和主脉2个方面:全身的血,都在脉中运行,依赖于心脏的推动作用而输送到全身;脉,是气血运行的通道,又称为"血之府"。心脏是血液循环的动力器官,它推动血液在脉管内按一定方向流动,从而运行周身,维持各脏腑组织器官的正常生理活动。因此,心气旺盛、心血充盈、脉道通利,心主血脉的功能才能正常,血液才能在脉管内正常运行。若心血亏虚,会出现贫血、异常出血、心绞痛、心肌缺血等。

心主神志

心主神志的功能正常,则精神健旺,神志清楚;反之,神志异常,则会出现惊悸、健忘、失眠、癫狂等症,而且可引起其他脏腑的功能紊乱。

◎ 判断心的生理功能是否正常

心的生理功能是否正常,可表现在面部的色泽变化中。如心气、心血不足,会造成面色苍白无华。心在窍为舌,舌为心的外候,又称舌为"心之苗"。心的功能正常,则舌体红润,柔软灵活,味觉灵敏。舌头呈现暗紫色,主要是心阳虚损,或寒滞血脉,血瘀于心而流通不畅所致;如果出现舌头发红变肿,或者是心烦失眠等症状,则可能是小肠淤积了过多热而影响到心的缘故;心火上炎则舌红,甚至生疮。

养护心脏,日常饮食在于"两多、三少":多吃杂粮、粗粮,多食新鲜蔬菜、黄豆制品;少吃高脂肪、高胆固醇食品,少饮酒,少吃盐。

此外,也可多选择对心脏有益的药材和食材,如莲子、猪心、苦参、当归、五味子、肉桂、苦瓜等。

代表药材、食材

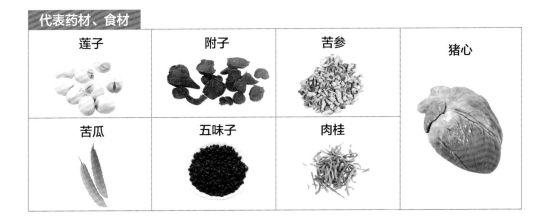

莲子	附子	苦参	猪心
苦瓜	五味子	肉桂	

药食养心：安神养心药材药膳

莲子

宁心安神
健脾益气

- **性味**
性微凉，味甘

- **选购要点**
好的莲子带点黄色，有淡淡的清香味，粒粒饱满

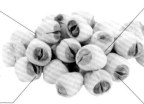

- **归经**
归脾、肾、心经

- **适宜人群**
体质虚弱、心悸、遗精、失眠多梦等患者

莲子性微凉，味甘，是常用的养心之品，有宁心安神、健脾益气的功效，神经衰弱、失眠健忘、脾虚腹泻、遗精早泄等人群均可食用，尤其适合经常进行脑力劳动的人群食用，可以增强记忆力，有效预防阿尔茨海默病。莲心所含的生物碱具有显著的强心作用，可以辅助改善心律不齐所引起的心悸等。另外，莲子中的多酚成分具有抗菌、消炎的作用。

养心安神+宁心助眠

莲子茯神猪心汤

材料

猪心1个，莲子200 g，茯神25 g，葱段少许，盐5 g。

做法

❶ 猪心入开水汆烫，去血水，捞出，再放入清水中清洗干净，切片。

❷ 莲子、茯神洗净后入锅，加4碗水熬汤，大火煮开后转小火煮30分钟。

❸ 猪心片放入锅中煮至熟透，加葱段、盐调味即可。

功效提醒

本品具有补血养心、安神助眠的功效，失眠多梦的患者可以食用。

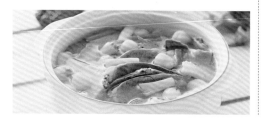

健脾补肾+涩肠止泻

莲子猪肚汤

材料

猪肚1个，莲子50 g，葱1棵，姜15 g，大蒜、盐、香油各适量。

做法

❶ 莲子、猪肚洗净，将莲子装入猪肚内，用线缝合；葱、姜切丝；大蒜剁成泥。

❷ 将猪肚、葱丝、姜丝放入锅中，加适量清水炖至熟透。

❸ 调入大蒜泥、盐、香油，搅拌均匀即可。

功效提醒

莲子可补肾涩精、涩肠止泻，尤其适合肾虚遗精的人群食用。

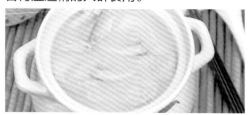

附子

回阳救逆
散寒止痛

● 性味
性大热，味辛、甘

● 选购要点
黑附子以片均匀，表面
呈现光泽为佳；白附子
以片均匀，呈黄白色、
油润、半透明状为佳

● 归经
归心、肾、脾经

● 适宜人群
风寒湿痹、四
肢厥逆等患者

附子性大热，具有回阳救逆、补火助阳、散寒止痛的功效。临床常用其改善
亡阳证（症见手足厥冷、冷汗淋漓、脉微欲绝），阳虚证（症见畏寒怕冷、阳痿滑
精、宫寒不育），风寒湿痹（肩周炎、风湿性关节炎等）。附子常治心阳衰弱、心
悸气短、胸痹心痛，也可与人参、桂枝等同用。附子"振奋"阳气，"鼓舞"正气
的力量很强，而且有温阳止痛的功效。

回阳救逆+温通心阳

附子参麦饮

材料

熟附子10 g，人参15 g，麦冬20 g，
炙甘草8 g。

做法

❶ 熟附子、人参、麦冬、炙甘草用水
洗净。

❷ 锅置于火上，加水 800 mL，大
火煮开，先下熟附子，用
中火煎煮 1 小时，再下人
参、麦冬、炙甘草，续煮
30 分钟即可。

麦冬
清心除烦

功效提醒

本品对心力衰竭、冷汗淋漓、四肢厥
冷有一定的改善作用，可起到益气生脉，
活血强心的作用。

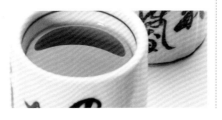

温阳补肾+散寒止痛

附子蒸羊肉

材料

附子30 g，鲜羊肉500 g，生姜片、
料酒、葱段、葱花、肉清汤、盐、熟猪
油、味精、胡椒粉各适量。

做法

❶ 将羊肉洗净，切块，放入锅中，加
适量清水将其煮至七分熟，捞出。

❷ 取一个大碗，依次放入羊肉块、附
子、生姜片、料酒、熟猪油、葱段、肉清汤
等配料。

❸ 隔水蒸 3 小时，加葱花、盐、味
精、胡椒粉调味即可。

功效提醒

本品具有温阳补肾、散寒止痛、滋补
强壮、益气温中的功效，可以改善畏寒肢
凉、腰膝酸冷、身体羸弱、胃寒呕吐、腹
痛泄泻、关节冷痛。

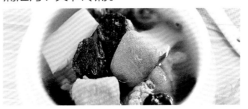

苦参

清热利尿
燥湿止痒

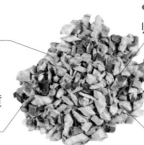

● **性味**
性寒，味苦

● **归经**
归肝、胃、大肠、膀胱、心经

● **选购要点**
以条匀、断面黄白、味极苦者为佳

● **适宜人群**
心脏病、妇科炎症、湿疹、皮肤瘙痒等患者

苦参有抗心律失常的作用，可使心率减慢，心肌收缩力减弱，心输出量减少。相关临床报道显示，用苦参、丹参、炙甘草为基本方，可有效缓解病毒性心肌炎。此外，苦参还有燥湿止痒的功效，临床上还常用来改善宫颈炎、盆腔炎、阴道炎、湿疹、淋病、霉菌性肠炎、慢性溃疡性结肠炎、细菌性痢疾等。

抗炎杀菌+清热燥湿

苦参黄柏饮

材料

黄柏、金银花、苍术各6 g，苦参10 g，甘草5 g，白糖适量。

做法

❶ 将黄柏、金银花等上述五味药材分别洗净。

❷ 砂锅内放入以上药材，加入适量清水，大火烧沸，改用小火煎煮25分钟，关火。

❸ 去渣取液，加入适量白糖，搅匀即成。

金银花
清热解毒

功效提醒

黄柏、苦参、苍术可清热燥湿、抑菌消炎，搭配甘草，尤其适合病毒性感染的人群饮用。

燥湿止痒+抑菌杀虫

苦参黄连甘草汁

材料

苦参、黄连各10 g，甘草5 g，白糖适量。

做法

❶ 将苦参、黄连、甘草洗净。

❷ 将洗净的苦参、黄连、甘草放入炖盅内，加水200 mL，煮5分钟。

❸ 加适量白糖搅拌，去渣即可饮用。

功效提醒

本品适合湿热下注引起的外阴瘙痒、阴道炎及湿疹、皮肤瘙痒的人群，效果显著。

（生）甘草
清热解毒

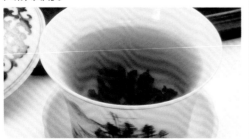

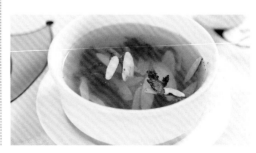

檀香

行气止痛
散寒调中

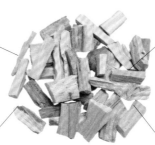

- **性味**
  性温，味辛

- **选购要点**
  宜选择质地坚硬、细腻、光滑、手感好、香气醇厚者

- **归经**
  归脾、胃、心、肺经

- **适宜人群**
  冠心病、高血压、心律失常等患者

檀香具有行气止痛、温中散寒的功效，临床上常用于改善寒凝气滞引起的心绞痛、心律不齐、胃痛、痛经、盆腔炎等症状。檀香还非常适合"三高"患者使用。临床验证，以檀香、丹参、山楂、何首乌各适量加水煎服，对改善高脂血症有显著效果。另可用檀香入复方，缓解冠心病、外伤胸痛等。需要注意的是，檀香可麻痹小肠，可能对消化系统的活动有一定的抑制作用，因此大便秘结者慎用。

行气止痛+活血祛瘀

丹参檀香饮

材料

丹参、檀香、砂仁各15 g，白糖少许。

做法

❶ 将丹参、檀香、砂仁一起放入砂锅，加水烧开，续煮15分钟，取汁倒入杯中。

❷ 放白糖，搅匀，待温度适宜即可饮用。

功效提醒

这道茶饮有活血祛瘀、行气止痛的功效，适合患高血压、心绞痛、胸胁痛及胃脘痛等的人群。

砂仁
行气健胃

行气止痛+活血化瘀

檀香养心茶

材料

丹参、檀香、山楂、何首乌各15 g，白糖少许。

做法

❶ 将药材洗净，放入砂锅，加水1 000 mL 煮沸，续煮15分钟，取汁倒入茶杯。

❷ 放白糖，搅匀，待温即可饮用。

丹参
活血化瘀

功效提醒

这道茶饮有行气止痛、活血化瘀的功效，尤其适合患高血压、冠心病、糖尿病等的人群饮用。

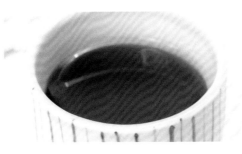

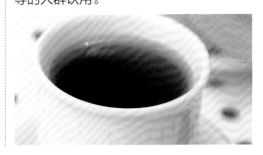

五味子

益气生津
补肾宁心

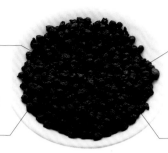

- **性味**
性温，味甘、酸

- **选购要点**
以颗粒大，色紫而不黑，有香味者为佳

- **归经**
归肺、心、肾经

- **适宜人群**
盗汗、心悸、多梦、失眠、久咳虚喘等患者

五味子具有收敛固涩、益气生津、补肾宁心的功效，常用于改善心悸、失眠、多梦、自汗、盗汗、遗精、滑精、久泻不止、津伤口渴、消渴等。本品治阴血亏损、心神失养，或心肾不交所致的虚烦心悸、失眠多梦，常与麦冬、丹参、生地黄、酸枣仁等同用。注意咳嗽初期及痧疹初期的患者最好不要服用五味子，肝火旺的患者也最好不要服用。

补肝益肾 + 养血宁心

五味子炖猪肝

材料

猪肝180 g，五味子15 g，红枣5颗，姜适量，盐少许。

做法

① 猪肝用清水反复冲洗干净，切片；五味子、红枣用清水快速冲净；姜洗净，去皮，切片。

② 锅中倒水，烧沸，下猪肝片，氽去血沫。

③ 炖盅装水，放入猪肝片、五味子、红枣、姜片，炖至猪肝熟烂，调入盐即可。

功效提醒

五味子可补肾益精、养心安神，对心血亏虚引起的失眠多梦等症有很好的作用，同时能增强机体的免疫力。

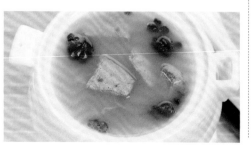

健脾益气 + 养心安神

猪肚五味白术粥

材料

猪肚500 g，粳米150 g，五味子、白术各30 g，姜6 g，盐适量。

做法

① 将猪肚翻洗干净，煮熟，切小块。

② 五味子、白术、姜、粳米均洗净。

③ 将猪肚块和以上所有食材放入锅中，加入盐，煮成粥即可。

功效提醒

猪肚可补气健脾，白术可健脾燥湿，五味子可养心安神，粳米可益气补虚。本品对气虚所致的面色萎黄等有一定的改善作用。

猪肚
补气健脾

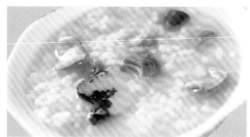

肉桂

补心助阳
温经通脉

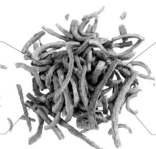

- **性味**
  性大热，味辛、甘

- **选购要点**
  宜选外表呈灰褐色、肉质厚、无色斑、香味浓郁、味道甘甜者

- **归经**
  归肾、脾、心、肝经

- **适宜人群**
  畏寒怕冷、四肢发凉、腰膝冷痛、食欲不振者

　　肉桂性大热，具有补火助阳、散寒止痛、温经通脉、引火归元的功效，可助心阳、通血脉、止悸动。肉桂可用于缓解心绞痛、心肌梗死等情况。同时，它还可缓解阳痿、子宫虚寒、虚寒腹痛、虚阳上浮等症。此外，肉桂还有扩张血管、促进血液循环、增强冠脉及大脑血流量等作用。更年期、有慢性肝病、有痔疮、容易上火、有出血性疾病的人群都要慎用。

温通心阳+通脉止痛

川芎肉桂姜茶

材料

　　川芎10 g，肉桂姜茶包1包，老姜片、黑糖姜母汁各少许，冰糖适量。

做法

❶ 将川芎洗净，放平底锅中，加水，大火煮开，转小火煎煮10分钟，捞去药渣，留汁。

❷ 加入老姜片及黑糖姜母汁，煮沸后倒入装有肉桂姜茶包的玻璃壶中。

❸ 加入冰糖，加盖，浸泡3~5分钟即可。

功效提醒

　　川芎可活血止痛，肉桂可除积冷、通血脉。两者合用，可改善寒凝血瘀型心绞痛。

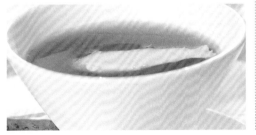

温肾助阳+温经通络

肉桂茴香炖雀肉

材料

　　麻雀3只，肉桂10 g，小茴香20 g，杏仁15 g，胡椒适量，盐少许。

做法

❶ 麻雀去毛、内脏，洗净；将肉桂、小茴香、胡椒、杏仁均洗净，备用。

❷ 麻雀放入锅中，加适量水煮开，再加入肉桂、杏仁，以小火炖2小时。

小茴香
温胃理气

❸ 加小茴香，焖煮10分钟，加盐调味即可。

功效提醒

　　麻雀肉可补肾壮阳、益精固涩，肉桂、小茴香均可散寒止痛。本品具有温阳通络的功效。

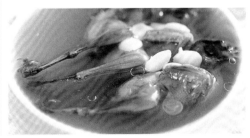

猪心

**安神定惊
养心补血**

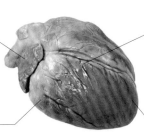

- **性味**
  性平，味甘、咸

- **选购要点**
  鲜品的脂肪为乳白色或微带红色，心肌结实而有弹性，无异味

- **归经**
  归心经

- **适宜人群**
  失眠多梦、惊悸失眠、神志恍惚等患者

猪心具有补虚、安神定惊、养心补血的功效，适用于心虚多汗、自汗、心悸、失眠多梦及神志恍惚的人群。中医有"以脏养脏"之说，猪心富含蛋白质、钙、磷、铁、硫胺素、核黄素、维生素C及烟酸等营养成分，这对加强心肌营养、增强心肌收缩力有很好的作用，有利于功能性或神经性心脏病的痊愈。高胆固醇血症者及肠胃不好的人尽量不要食用。

补血益气+养心安神

当归炖猪心

材料

鲜猪心1个，党参20 g，当归15 g，葱、姜、盐、料酒各适量。

做法

❶ 猪心洗净，剖开；党参、当归洗净，再一起放入猪心内，用竹签固定，在碗中加水。

❷ 在猪心上倒上葱、姜、料酒；将猪心放锅中，隔水炖熟，去除药渣，加盐调味即可。

功效提醒

猪心可缓解惊悸、怔忡、自汗、失眠等症。当归具有补血活血、润肠通便的功效。

党参
补中益气

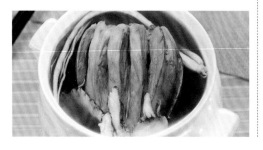

益气补虚+补心安神

莲子芡实猪心汤

材料

莲子、芡实各50 g，猪心350 g，猪瘦肉片100 g，蜜枣20 g，盐适量。

做法

❶ 将莲子、芡实、猪瘦肉片、蜜枣洗净。

❷ 猪心切开两边，洗净空腔里的残留物，入锅中汆烫，捞出，洗净，切块，备用。

❸ 将2 000 mL清水放入瓦锅内，煮沸后放入以上食材和药材，大火煲开后，改用小火煲3小时，加盐调味即可。

功效提醒

莲子、芡实均有补虚健脾的作用，与猪心同食，比较适合失眠、盗汗、潮热的人群食用。此汤具有滋养补虚、安神助眠的功效。

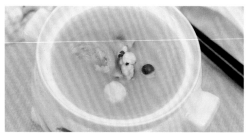

养护脾胃常识"加油站"

脾胃在人体中的地位非常重要，《黄帝内经·素问·灵兰秘典论》中说道："脾胃者，仓廪之官，五味出焉。"脾胃是人体五脏六腑气机升降的枢纽，是气血生化之源，为"后天之本"，所以保护好自己的脾胃，尤为重要。

○ 脾的主要生理功能

脾主运化

一是运化水谷精微。饮食入胃，经过胃的腐熟后，由脾将其精微部分通过经络，上输于肺，再由心、肺输送到全身，以供各个组织器官的需要。二是运化水液。水液入胃，也可以通过脾的运化功能而输送到全身。

若脾运化水谷精微的功能失常，则气血的化源就不充足，易出现消瘦、四肢倦怠、腹胀便溏，甚至气血衰弱等症。若脾运化水液的功能失常，可导致水液潴留，聚湿成饮，引起痰湿或水肿等症。

脾主升清

脾主升清是指脾主运化，将水谷精微向上输送至心肺、头目，营养机体上部组织器官，并通过心肺的作用化生气血，能够为全身提供营养。

脾主统血

所谓脾主统血，是指脾有统摄（或控制）血液在脉中运行而不致溢出脉外的功能。该机制在于脾主运化，脾为气血生化之源，脾气健运，则机体气血生化充足，脾气对血液的固摄作用也正常。

○ 养好脾胃，刻不容缓

中医认为"脾胃内伤，百病由生"。中医十分强调脾胃对人体的重要作用，认为养生要以固护脾胃为主。脾胃起升清的作用，所以饮食千万不要过饱，过饱则增加了脾胃的负担，影响其升清，会引起很多问题。

因此，在养生方面，一定要注意日常饮食，要做到：节制饮食，不偏食；饮食宜清淡、宜慢；饭菜要软、要热；多吃蔬菜、水果。

代表药材、食材

白术	党参	牛肉	胡萝卜
黄豆	花生	鲫鱼	

药食养脾：健脾强胃药材药膳

白术

健脾益气
燥湿利水

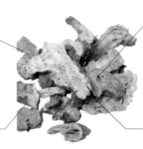

● **性味**
性温，味甘、苦

● **选购要点**
优质白术呈不规则块状，表面灰棕色或黄褐色，质地坚硬

● **归经**
归脾、胃经

● **适宜人群**
脾胃气虚、食欲不振等患者

> 白术被古人誉为"健脾补气第一药"，具有健脾益气、燥湿利水、止汗、安胎等功效。其常用于缓解脾虚引起的食少、便溏、泄泻、痰饮、水肿、带下异常等，常与人参、茯苓等药物同用，如四君子汤。缓解脾虚中阳不振、水湿内停水肿者，宜与温阳化气、利水渗湿之品配伍，如苓桂术甘汤。

健脾益气+燥湿利水

莲子茯苓田鸡汤

材料

白术、茯苓各15 g，白扁豆30 g，芡实20 g，田鸡4只，盐5 g。

做法

❶ 白术、茯苓均洗净，投入砂锅，加入适量清水，用小火煲约30分钟后，倒出药汁，除渣。

❷ 田鸡宰洗干净，去皮，斩块；芡实、白扁豆洗净，放锅内，加水煮开后转小火炖煮20分钟，再将田鸡块放入锅中炖煮。

❸ 加入盐与药汁，一同煲至田鸡块熟烂即可。

功效提醒

本品具有健脾、益气、利水的功效。

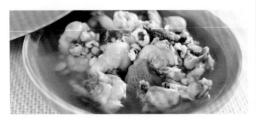

补虚健脾+益气安胎

山药白术羊肚汤

材料

羊肚250 g，红枣、枸杞子各15 g，干山药、白术各10 g，盐适量。

做法

❶ 羊肚洗净，切块，汆水；干山药洗净；白术洗净，切段；红枣、枸杞子洗净，浸泡。

❷ 锅中烧水，放入羊肚块、干山药、白术段、红枣、枸杞子，加盖焖煮。

❸ 约2小时后调入盐即可。

功效提醒

本品能补虚健脾、益气安胎，对气血亏虚引起的习惯性流产有改善作用。

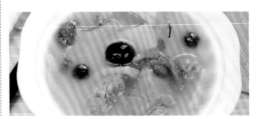

五脏药膳养护食谱

党参

补中益气
健脾益肺

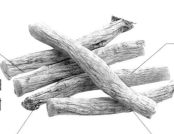

- **性味**
性平，味甘

- **选购要点**
宜选择颜色较黄、粗细适中、品尝后口感较甜的产品

- **归经**
归脾、肺经

- **适宜人群**
体质虚弱、气血不足、体倦无力患者

党参对神经系统有兴奋作用，能增强机体抵抗力，还能扩张周围血管，又可稳定肾上腺素的升压作用。党参的主要功效是补中益气，兼能养血，适用于各种气虚不足者。它还有调节胃肠运动、稳定胃酸分泌、稳定胃蛋白酶活性等作用。党参滋补力强，热证、气滞、肝火旺盛者不宜食用；湿热者服用党参，易加重湿热症状。

益气滋阴+健脾和胃

党参麦冬猪肉汤

材料

猪瘦肉300 g，党参15 g，麦冬10 g，山药适量，盐4 g，姜适量。

做法

❶ 猪瘦肉洗净，切块；党参、麦冬分别洗净；山药、姜洗净，去皮，切片。

❷ 猪瘦肉块汆去血污，洗净后沥干水分。

❸ 锅中注水，烧沸，放入猪瘦肉块、党参、麦冬、山药片、姜片，用大火炖；待山药片变软后，用小火炖至熟烂，加盐调味即可。

功效提醒

本品可益气滋阴、健脾和胃，是滋补佳品。党参、麦冬搭配，能增液除渴、养胃生津。

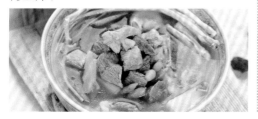

补中益气+养血活血

参归枣鸡汤

材料

党参20 g，当归15 g，鸡腿1只，红枣10颗，盐3 g。

做法

❶ 鸡腿用清水洗净，剁成大小适中的块；党参、当归、红枣用水快速冲洗。

❷ 锅置于火上，加适量清水烧开，放入鸡腿块汆烫，捞起，冲净。

❸ 另取锅加水，放上述食材和药材，以大火煮开，再转小火续煮30分钟，起锅前加盐调味即可。

功效提醒

本品具有补血活血的作用，可改善贫血，适合失眠、多梦、心悸的人群。

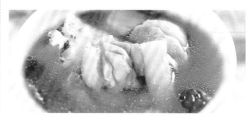

牛肉

健脾益气
强筋健骨

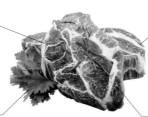

- **性味**
性平，味甘

- **选购要点**
新鲜牛肉有光泽，红色均匀，无红点，无异味，有弹性

- **归经**
归脾、胃经

- **适宜人群**
虚损羸瘦、脾虚、气血不足、腰膝酸软者

古有"牛肉补气，功同黄芪"之说。凡体弱乏力、中气下陷、面色萎黄、筋骨酸软、气虚自汗者，都可以以牛肉炖食。牛肉含有丰富的蛋白质、B族维生素、钙、磷、铁等成分，可补脾胃、益气血、强筋健骨，对虚损形瘦、消渴、脾弱不运、水肿、腰膝酸软、久病体虚、头晕目眩等情况有很好的改善作用。牛肉属于高蛋白食品，患有肾炎的人群不适合过多食用，否则会加重肾脏负担。

健脾益胃+补气养血

陈皮牛肉

材料

牛肉300 g，陈皮20 g，青椒、红椒各半个，盐、食用油、姜片各适量。

做法

❶ 牛肉洗净，切成大片；陈皮泡发，切成小块；青椒、红椒洗净，去蒂，去籽，切块。

❷ 净锅置于火上，加适量清水，烧开，再将切好的牛肉片放入沸水中汆熟。

❸ 锅中加油烧热，下牛肉片炒香后，再加入陈皮块、姜片、青椒块、红椒块一起炒匀，加盐炒至入味即可。

功效提醒

陈皮具有理气宽中、燥湿化痰的功效。牛肉具有补养气血、强筋壮骨的功效。

益气补血+延缓衰老

当归红枣牛肉汤

材料

牛肉500 g，当归50 g，红枣10颗，盐适量。

做法

❶ 牛肉洗净，切块；当归、红枣洗净，备用。

❷ 将牛肉块、当归、红枣一起放入锅内，加适量水，大火煲至水开，改用小火煲 2~3 小时，加入盐调味即可。

当归
活血调经

功效提醒

红枣营养丰富，有"天然维生素丸"的美称。本品具有强壮筋骨、提高免疫力的功效。

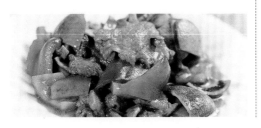

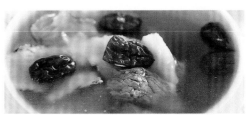

125

黄豆

益气宽中
润燥补血

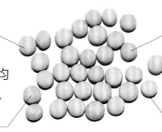

- **性味**
  性平，味甘

- **选购要点**
  宜选颗粒饱满且整齐均匀，无破瓣、无虫害、无霉变、无挂丝者

- **归经**
  归脾、胃、大肠经

- **适宜人群**
  动脉硬化、高血压、营养不良、气血不足等患者

黄豆具有健脾、益气、宽中、润燥、补血、利水之功效。黄豆含有的抑胰酶对糖尿病患者有益。黄豆中的多种矿物质，尤其是铁元素，对改善缺铁性贫血有益，而且能促进酶的催化、促进新陈代谢。黄豆中还含有丰富的大豆异黄酮、卵磷脂及水解黄豆蛋白，能够改善内分泌，消除人体内的自由基，延缓人体细胞衰老。另外，患有痛风、急性胃炎、慢性浅表性胃炎的患者不宜食用。

健脾益胃+调节血糖

芹菜黄豆

材料

芹菜、黄豆各200 g，盐3 g，白醋6 mL，酱油10 mL，干辣椒、食用油各适量。

做法

❶ 芹菜洗净，切段；黄豆洗净，用水浸泡，待用；干辣椒洗净，切段。

❷ 锅内倒水，烧沸，分别放入芹菜段和黄豆，焯熟，捞起，沥干，并装入盘内。

❸ 将干辣椒段入油锅中炝香后，加盐、白醋、酱油，淋在黄豆、芹菜上，搅拌均匀即可。

功效提醒

本品适合有高血糖、高胆固醇血症及血管硬化的人群食用，还有利尿、通便、调节血糖的作用。

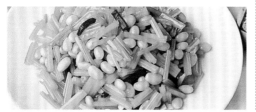

益气养血+抗老防衰

黄豆猪蹄汤

材料

猪蹄300 g，黄豆200 g，葛根粉30 g，葱丝少许，盐5 g，料酒8 mL。

做法

❶ 黄豆洗净，浸泡至发胀；猪蹄洗净，斩块，备用；

❷ 锅中倒入适量水，放入猪蹄块汆烫，捞出沥水；黄豆放入锅中，加适量水，大火煮开，再改小火慢煮约4小时。

❸ 加入猪蹄块，续煮约1小时，加入葛根粉，调入盐和料酒，撒上葱丝即可。

功效提醒

黄豆、猪蹄均含有丰富的铁，本品可预防缺铁性贫血，延缓衰老，增强免疫力。

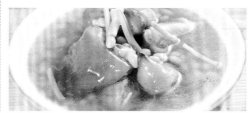

花生

健脾益胃
抗衰延寿

性味
性平，味甘

选购要点
宜选颗粒完整、表面光润、没有外伤与虫蛀或白细粉者

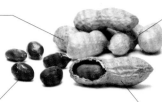

归经
归脾、肺经

适宜人群
营养不良、患脚气病、产后乳汁缺少等人群

花生可以健脾胃、通肠道，促进人体的新陈代谢，抗衰延年。此外，花生还具有止血功效，其外皮含有可对抗纤维蛋白溶解的成分，可改善血小板的质量。花生可预防心脏病、高血压和脑出血。花生含有维生素 E 和一定量的锌，具备增强记忆、延缓大脑功能衰退、滋润皮肤的功效。花生仁富含油脂，能够润滑肠道。

健脾宽肠+预防便秘

牛奶炖花生

材料

花生仁100 g，枸杞子20 g，银耳3 g，牛奶1 500 mL，冰糖适量。

做法

❶ 银耳、枸杞子、花生仁洗净，花生仁浸泡至发胀。

❷ 锅置于火上，放入清水和牛奶，加入银耳、枸杞子、花生仁，炖至花生仁烂熟。

❸ 调入冰糖即可。

功效提醒

牛奶可改善皮肤干燥、粗糙及暗沉，枸杞子可以抗衰老，花生具有健脾益胃、增强记忆力、预防便秘的功效。

牛奶
镇静安神

益智补脑+润肠通便

桂圆花生汤

材料

桂圆10颗，花生仁20 g，白糖适量。

做法

❶ 将桂圆去壳，取肉，备用。

❷ 花生仁洗净，浸泡 20 分钟。

❸ 锅中加水，将桂圆肉与花生仁一起下入，煮30分钟后，加白糖调味即可。

功效提醒

本品具有益智补脑、润肠通便的功效，还可以缓解身体的疲惫状态，还能增强脑力和记忆力。

桂圆
补血益脾

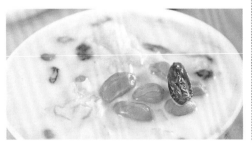

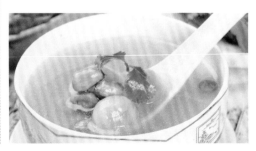

鲫鱼

益气健脾
利水消肿

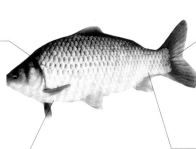

- **性味**
  性平，味甘

- **选购要点**
  以鱼鳞完整、体表
  无创伤、体色青
  灰、体形健壮的为
  佳品

- **归经**
  归脾、胃、大肠经

- **适宜人群**
  肝炎、肾炎、高
  血压、心脏病、
  脾胃虚弱、胃痛
  呕吐等患者

鲫鱼可补阴血、通血脉、补体虚，还有益气健脾、利水消肿、清热解毒、通络下乳、祛风湿痛之功效。鲫鱼所含的蛋白质质优，易于消化吸收，所以对促进儿童智力发育、预防肝肾疾病、心脑血管疾病有明显作用，常食可增强机体抗病能力。同时，适合小便不利所导致的腹水、四肢肿胀患者，有很好的利水消肿功效。

健脾利水+生津止渴

冬瓜鲫鱼汤

材料

玉竹15 g，沙参10 g，麦冬10 g，鲫鱼1条，冬瓜100 g，盐、枸杞子、香油、葱丝、姜片、食用油各适量。

做法

❶ 鲫鱼收拾干净；冬瓜去皮，洗净，切片；玉竹、麦冬、沙参洗净，备用。

❷ 起油锅烧热，将葱丝、姜片炝香，下冬瓜片炒至断生。

❸ 倒入水，下鲫鱼、玉竹、沙参、枸杞子、麦冬煮熟，加盐，淋入香油即可。

功效提醒

本品可生津止渴、清热利水，适用于患肾炎、水肿的人群。

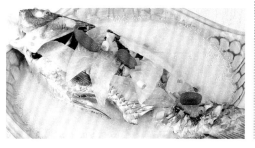

健脾益气+温中止呕

豆蔻陈皮鲫鱼羹

材料

鲫鱼1条，豆蔻、陈皮各适量，盐少许，葱段15 g，油适量。

做法

❶ 鲫鱼宰杀收拾干净，斩成两段后下热油锅煎香；豆蔻、陈皮均洗净浮尘。

❷ 锅置于火上，倒入适量清水，放入鲫鱼，待水烧开后加入豆蔻、陈皮煲至汤汁呈乳白色。

❸ 加入葱段，继续熬煮20分钟，调入盐即可。

豆蔻
温胃消食

功效提醒

胃肠蠕动缓慢的人群适合食用，还可以改善胃痛腹痛、食欲不振等。

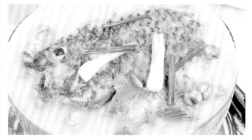

胡萝卜

健脾和胃
补肝明目

- **性味**
  性平，味甘

- **选购要点**
  外表光滑、没有伤痕、颜色鲜亮、有重量者为佳

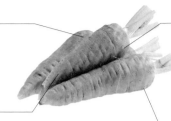

- **归经**
  归肺、脾经

- **适宜人群**
  高血压、动脉粥样硬化、容易感冒者

胡萝卜具有健脾和胃、补肝明目、清热解毒、透疹、降气止咳等功效，对于肠胃不适、便秘、性功能低下、麻疹、百日咳、高血压、小儿营养不良等情况有一定的改善作用。胡萝卜的营养成分极为丰富，它含有大量的胡萝卜素、维生素C和B族维生素，对夜盲症、皮肤粗糙、长黑头粉刺、角化型湿疹者均有改善作用。

润肠通便+润泽肌肤

牛奶胡萝卜汁

材料

胡萝卜1个，牛奶200 mL，冰块适量，冰糖20 g。

做法

❶ 胡萝卜洗净，放榨汁机中榨汁，取汁倒杯中。

❷ 将牛奶加入榨好的胡萝卜汁中。

❸ 根据个人喜好，下冰块、冰糖，一起搅拌均匀即可。

香蕉
改善习惯性便秘

功效提醒

牛奶富含维生素A，可改善皮肤干燥及暗沉。牛奶中的乳清可改善多种色素沉着引起的斑痕。本品还具有通便、瘦身和明目的功效。

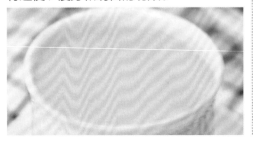

清热解毒+补肝明目

胡萝卜炒木耳

材料

干黑木耳20 g，胡萝卜200 g，食用油5 mL，盐2 g，葱花、姜片各适量。

做法

❶ 将干黑木耳用冷水泡发，反复洗净，去蒂，撕成小朵；胡萝卜洗净，切片。

❷ 锅置于火上，倒入油，待油烧至七成热时，放入适量葱花、姜片煸炒，再放黑木耳稍炒一下，最后加入胡萝卜片翻炒。

❸ 放入盐，炒匀即可。

功效提醒

本品适合患高血压、高血糖及高脂血症的人群食用，能清热解毒、补肝明目，也适合经常便秘的人群食用。

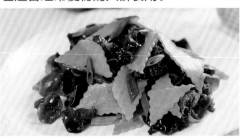

养护肺脏常识"加油站"

人的生命离不开两样东西，一是空气，二是食物。肺为"华盖"，处于五脏六腑中顶部的位置，因此外邪入侵时首先犯肺。养护肺脏的药材和食材有：冬虫夏草、沙参、鱼腥草、川贝、白果、老鸭、杏仁、百合、雪梨和银耳等。

◎ 肺的主要生理功能

肺部被称为人体的"相傅之官"，是因为肺有以下三大功能，即主气，主肃降，主皮毛。

主气

肺主全身之气。肺不仅是呼吸器官，还可以把呼吸之气转化为全身的一种正气、清气而输送到全身。《黄帝内经》提到："肺朝百脉，主治节。"百脉都朝向肺，而肺通过气来调节全身。

主肃降

肺的功能就像秋风。秋风扫落叶，落叶簌簌而下。因此，肺在身体当中，起到肃降的作用，即可以肃降人的气机，避免上逆。

肺是肺循环的重要场所，可以把人的气机肃降到全身，也可以把人体内的体液肃降和宣发到全身各处，肺气的肃降是与其宣发功能结合在一起的。

主皮毛

人全身表皮都有毛孔，毛孔又叫气门，是气出入的地方，其散气、汗孔的开合都由肺来主管，帮助调节呼吸、抑制外邪。肺与大肠相合，共同调节水液代谢。

◎ 中医养肺方法

养肺有多种方法。中医提出"笑能清肺"，笑能使胸廓扩张，肺活量增加，胸肌伸展，能宣发肺气、调节人体气机的升降、消除疲劳、驱散抑郁、解除胸闷、恢复体力，使肺气下降、与肾气相通，并增加食欲。

清晨锻炼，若能开怀大笑，可使肺吸入足量的大自然中的"清气"，呼出废气，加快血液循环，从而达到心肺气血调和，保持人的情绪稳定。

饮食养肺也是非常重要的一个方面，应多食用老鸭、杏仁、玉米、黄豆、黑豆、冬瓜、西红柿、藕、甘薯、猪皮、贝类、梨等养肺食材。常用的养肺药材有冬虫夏草、沙参、灵芝、川贝等，但要根据个人体质、肠胃功能情况酌量选用。

此外，养肺要少吸烟，注意作息规律等。还应每天坚持跑步、散步、打太极拳、做健身操等运动，以增强体质，提高肺部的抗病能力。

代表药材、食材

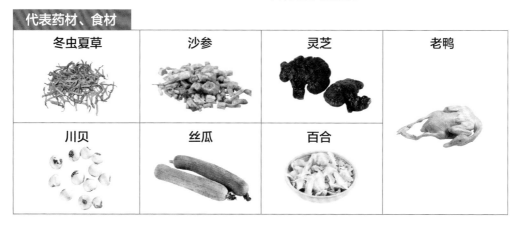

| 冬虫夏草 | 沙参 | 灵芝 | 老鸭 |
| 川贝 | 丝瓜 | 百合 | |

药食养肺：滋阴润肺药材药膳

冬虫夏草

补气益肺止血化痰

- **性味**
  性温，味甘

- **选购要点**
  有8对足，每对足之间均有3道环纹，气味微腥，掰开后的截面呈乳白色者为佳

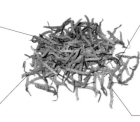

- **归经**
  归肾、肺经

- **适宜人群**
  支气管哮喘、久咳虚喘、劳嗽痰血等患者

> 冬虫夏草是温补肺、肾之佳品，可补气益肺、止血化痰、止咳平喘，尤为劳嗽痰血、肺虚喘嗽者多用。其补肾益精，有兴阳起痿的功效，可用于缓解肾阳不足、精血亏虚之阳痿遗精、腰膝酸痛等症。

补肾益肺+补益气血
冬虫夏草炖乳鸽

材料

乳鸽1只，冬虫夏草2 g，五花肉、红枣、姜各20 g，盐5 g。

做法

❶ 五花肉洗净，切成条；乳鸽洗净，除去内脏；冬虫夏草洗去浮尘；红枣泡发；姜去皮，切片，备用。

❷ 将以上所有食材和药材装入炖盅内。

❸ 加入适量清水，以中火炖1小时，调入盐即可。

功效提醒

本品具有补肾益肺、强身抗衰之功效，还可以补益气血、补益肾精。

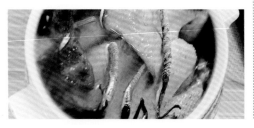

补肺益气+温肾助阳
虫草海马四宝汤

材料

新鲜大鲍鱼1只，猪瘦肉200 g，姜片适量，海马4只，冬虫夏草2 g，花雕酒、盐、鸡汁各适量。

做法

❶ 将新鲜鲍鱼去壳和肠，洗净；海马氽去异味。

❷ 猪瘦肉切成粒，氽水，去掉杂质。

❸ 把食材和药材装入炖盅，放入锅中隔水炖4小时，放入花雕酒、盐、鸡汁调味即可。

功效提醒

冬虫夏草补虚损，海马补肾壮阳。本品有补气血的作用，而且可以滋肾阴、补肾阳。

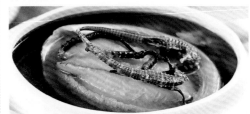

沙参

养阴清肺
益胃生津

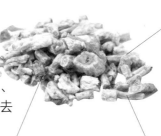

● 性味

性微寒，味甘、微苦

● 选购要点

沙参以气微香、味微甜、粗细均匀、长短一致、去净栓皮、色黄白者为佳

● 归经

归肺、胃经

● 适宜人群

阴虚肺燥有热之干咳少痰、肺热咳嗽、慢性支气管炎患者

沙参具有养阴清肺、益胃生津的功效。本品甘润而偏于苦寒，能补肺阴，兼能清肺热，适用于阴虚肺燥有热之干咳少痰、咯血或咽干音哑等。同时，本品能补胃阴，生津止渴，兼能清胃热、治消渴。临床验证，以北沙参、川芎各30 g、蔓荆子26 g、细辛1.5 g，加黄酒煎服，对缓解头痛有效；以北沙参、山药各15 g，以水煎服，可缓解小儿迁延性肺炎。风寒咳嗽人群和脏腑无实热的人群不宜服用。

滋阴润肺+生津止渴

沙参百合甜枣汤

材料

枸杞子、沙参各10 g，新鲜百合30 g，干菊花3 g，红枣5颗，冰糖适量。

做法

❶ 鲜百合剥瓣，洗净；沙参、枸杞子、红枣、干菊花分别洗净，红枣泡发1小时，备用。

❷ 沙参、红枣放入煮锅，加3碗水，煮约20分钟，至汤汁变稠，加入剥瓣的鲜百合、枸杞子、干菊花，续煮5分钟。

❸ 至汤味醇香时，加冰糖，煮至溶化即可。

功效提醒

本品有滋阴润肺、生津止渴的功效，适合由阴虚肺燥引起咳嗽及咽喉干燥的人群食用。

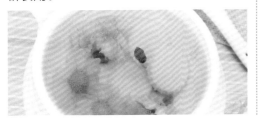

滋阴生津+清热利尿

沙参豆腐冬瓜汤

材料

沙参、葛根各10 g，豆腐250 g，冬瓜200 g，香油、盐各适量。

做法

❶ 豆腐切小块；冬瓜去皮后切薄片；沙参、葛根洗净，备用。

❷ 锅内加水，放豆腐块、冬瓜片、沙参、葛根同煮。

❸ 煮沸后加香油，加盐调味即可。

冬瓜
清热利尿

功效提醒

本品具有滋阴清热、生津止渴的功效，常用于消渴病的症状缓解，症见口渴、汗少、尿多等。

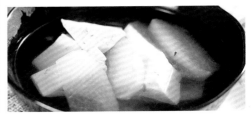

鱼腥草

清热解毒
消痈排脓

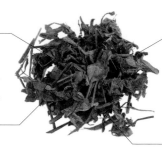

- **性味**
  性微寒，味辛

- **选购要点**
  选购新鲜鱼腥草，以叶片茂盛、颜色翠绿、鱼腥气浓者为佳

- **归经**
  归肺经

- **适宜人群**
  外感风寒、经常便秘、脾胃湿热等患者

鱼腥草具有清热解毒、消痈排脓、利尿通淋等功效，常用于缓解肺痈吐脓、肺热咳嗽、热毒疮毒、湿热淋证及乳腺炎等热性、化脓性疾病，还能清热止痢，可用来缓解湿热泻痢。鱼腥草治痰热壅肺胸痛、咳吐脓血，常与桔梗、芦根、瓜蒌等药同用；若用于缓解肺热咳嗽、痰黄气急，常与黄芩、贝母、知母等药材同用。单用或搭配冬瓜子、桃仁、鲜芦根、桔梗、甘草等，可缓解肺痈吐脓。

清热解毒 + 宣肺化痰

鱼腥草银花瘦肉汤

材料

鱼腥草30 g，金银花15 g，连翘12 g，猪瘦肉100 g，盐3 g。

做法

❶ 鱼腥草、金银花、连翘用清水洗净；猪瘦肉用清水洗净后切薄片。

❷ 所有药材放锅内，加适量清水，用小火煮30分钟，去渣留汁。

❸ 将猪瘦肉片放入药汁里，开小火煮熟，加盐调味即可。

功效提醒

本品具有清热解毒、消肿排脓的功效，主要用于肺炎，症见头痛、咳嗽、气促或高热烦渴、痰鸣气喘等症状。

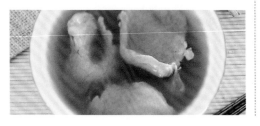

清热解毒 + 止泻止痢

鱼腥草马齿苋茶

材料

干鱼腥草50 g，红枣5颗，干马齿苋100 g。

做法

❶ 将干鱼腥草、干马齿苋洗净；红枣切开，去核，备用。

❷ 鱼腥草、红枣一起放入锅中，加水800 mL，煮沸后加入马齿苋，转小火续煮5分钟。

❸ 滤渣饮用即可。

马齿苋
清热利湿

功效提醒

本品有清热解毒、止泻止痢的功效，用于缓解痢疾、急性肠炎等。

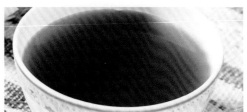

川贝

清热化痰
润肺止咳

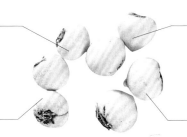

- **性味**
  性微寒，味苦、甘

- **选购要点**
  以颗粒均匀、质地
  坚实、色泽洁白的
  为佳

- **归经**
  归肺、心经

- **适宜人群**
  肺燥咳嗽、肺阴
  虚劳嗽、干咳少
  痰者

　　川贝具有清热化痰、润肺止咳、散结消肿的功效。川贝味甘质润，能清泻肺热，又能润肺止咳，尤适宜内伤久咳，燥痰、热痰之证。它还能清化郁热、化痰散结，可治痰火郁结之淋巴结肿大。川贝适合肺阴虚劳嗽、干咳少痰者，常配沙参、麦冬等，以养阴润肺、化痰止咳。

清除肺热+止咳化痰

川贝蒸梨

材料

　　川贝10 g，雪梨1个，冰糖20 g。

做法

　　❶ 雪梨削皮，去核，去籽，切块，备用。

　　❷ 将雪梨块与川贝、冰糖一起放入碗盅内，加水至七分满，隔水蒸30分钟即可。

功效提醒

　　川贝蒸梨美味香甜，具有非常好的清热润肺、排毒养颜效果，能止咳化痰、滋润肌肤，让肌肤光泽润滑，适用于肺热咳嗽、痰稠痰多、咽干、便结者。

雪梨
润肺止咳

清热散结+消痈排脓

川贝炖豆腐

材料

　　豆腐300 g，川贝25 g，蒲公英20 g，冰糖适量。

做法

　　❶ 取少许川贝洗净打碎或研成粗米状；蒲公英洗净，煎取药汁，备用。

　　❷ 豆腐洗净，切小块，备用。

　　❸ 豆腐块放炖盅内，放上剩余川贝、药汁、冰糖，盖好盖子，隔水开小火炖约1小时即可。

功效提醒

蒲公英
清热排脓

　　患有肺脓肿、乳腺炎的人群适合服用川贝和蒲公英。本品具有清热润肺、化痰止咳、消痈排脓的功效。

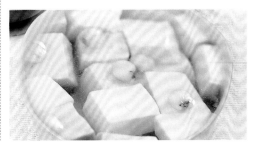

丝瓜

祛风通络
润肌美容

- **性味**
  性凉，味甘

- **选购要点**
  应选择鲜嫩、结实
  和光亮，皮色为嫩
  绿或淡绿色者

- **归经**
  归肺、肝、胃、
  大肠经

- **适宜人群**
  月经不调、身体疲
  乏、咳嗽痰喘者

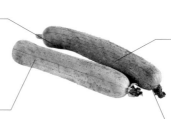

　　丝瓜有清暑凉血、通便解毒、祛风化痰、润肌美容、通经络、行血脉、下乳汁、调理月经、养肺润肺等功效，还能用于改善身热烦渴、痰喘咳嗽、肠风下血、崩漏带下、血淋、痔疮痈肿、产妇乳汁不下等。丝瓜中维生素 C 含量较高，可用于预防维生素 C 缺乏症。因丝瓜寒滑，体弱的婴儿或脾胃阳虚所致便溏腹泻者慎食。

滋阴润肺+润滑胃肠
松子炒丝瓜

材料

　　丝瓜300 g，胡萝卜50 g，松子仁50 g，盐、食用油各适量。

做法

❶ 将丝瓜去皮，洗净，切块；胡萝卜洗净，切片；松子仁洗净，备用。

❷ 锅中下油烧热，加松子仁炒香后，放入丝瓜块、胡萝卜片一起翻炒。

❸ 最后加盐调味，炒熟装盘即可。

功效提醒

　　本品可缓解阴虚燥热、口渴多饮的症状，具有润肠胃、增强体质的功效。

松子仁
健脑补脑

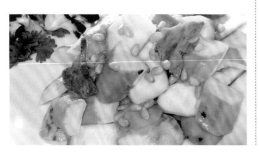

清热生津+行血通络
海米丝瓜

材料

　　丝瓜500 g，海米100 g，大蒜5瓣，食用油、盐、胡椒粉、淀粉各适量。

做法

❶ 丝瓜去皮，洗净，切段；海米泡发，洗净；大蒜去皮，切片。

❷ 锅中加油烧热，放入大蒜片、海米，炒至大蒜片出香味时放入丝瓜段翻炒。

❸ 加盐、清水，炒至汤汁快干时调入胡椒粉炒匀，用淀粉勾芡即可。

功效提醒

　　本品具有通便解毒、行血通络的作用，适用于腰痛腿软、筋骨疼痛等症。

海米
保护心血管

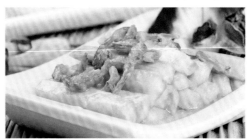

百合

滋阴清热
宁心安神

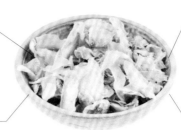

● **性味**
性微寒，味甘

● **选购要点**
干百合以乳黄色、粗纤维少、有清香气味、干净者为佳

● **归经**
归肺、心经

● **适宜人群**
虚烦惊悸、失眠多梦等患者

百合作用平和，能补肺阴、清肺热，兼有一定的止咳祛痰作用，常用于阴虚肺燥、干咳少痰、咯血或咽干音哑等症。常与生地黄、玄参、桔梗、川贝等清肺、祛痰中药同用，如百合固金汤。百合还能养阴清心、宁心安神，可缓解阴虚有热、失眠、心悸等。脾胃虚寒及慢性腹泻患者食用百合之后，很可能会加重体内的寒凉之气，从而影响身体健康，因此不宜食用。

养阴清热+润肺生津

雪梨银耳百合汤

材料

干百合30 g，雪梨1个，银耳40 g，葱花、枸杞子、蜂蜜各适量。

做法

❶ 将雪梨去皮，洗净，去核，切大块；干百合、银耳洗净，泡发，撕成小片。

❷ 往锅内加入适量清水，将雪梨块、百合片、银耳片放入锅中煮至熟透。

❸ 撒上葱花，调入蜂蜜即可食用。

功效提醒

本品可用于缓解肺阴亏虚所致的干咳、咽喉干燥等症，还具有美容、抗衰老的功效。此外，本品还具有滋阴润肺、增进食欲的作用。

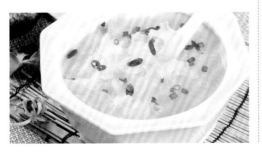

清心安神+美白养颜

莲子百合汤

材料

鲜百合20 g，莲子50 g，鸡蛋2个，鲜椰汁适量，冰糖30 g。

做法

❶ 莲子用开水浸泡30分钟，再煲15分钟，倒出冲洗；鲜百合浸泡，用水洗净；鸡蛋煮熟，去壳，备用。

❷ 水烧开，下莲子、鲜百合，中火煲45分钟，改小火煲1小时，放入煮熟的鸡蛋。

❸ 下冰糖，待溶，倒入鲜椰汁即成。

功效提醒

本品具有滋阴润肺、养心安神、美白养颜的功效，对失眠多梦的患者也有辅助食疗功效。

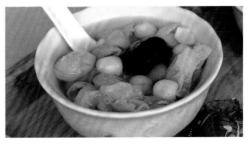

老鸭

**养胃滋阴
大补虚劳**

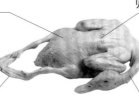

- **性味**
  性寒，味甘、咸

- **选购要点**
  优质鸭肉的体表光滑，呈乳白色，切开后切面呈玫瑰色，形体一般为扁圆形

- **归经**
  归脾、胃、肺、肾经

- **适宜人群**
  体内有热、阴虚阳亢、食欲不振等患者

老鸭性寒，具有养胃滋阴、清肺解热、大补虚劳、利水消肿之功效，用于改善咳嗽痰少、咽喉干燥、阴虚阳亢之头晕头痛、水肿、小便不利等。鸭肉不仅脂肪含量低，且所含脂肪主要是不饱和脂肪酸，因此，常食能起到保护心脑血管的作用。与畜肉不同的是，老鸭肉中钾含量较高，还有较高含量的铁、铜、锌等微量元素。

益气补虚+滋阴润肺
莲子红枣炖水鸭

材料

鲜莲子200 g，水鸭1只，姜1块，红枣6颗，盐少许。

做法

❶ 鲜莲子、红枣、姜分别用清水洗净，莲子去芯，红枣去核，姜刮皮，切片，备用。

❷ 水鸭宰洗干净，去内脏，放入沸水中煮数分钟，捞起，沥干水分，斩大块。

❸ 将全部食材和药材放入锅内，倒入适量清水，炖3小时，以少许盐调味即可。

功效提醒

本品可益气补虚，适合脾胃虚弱、少气懒言等体虚的人群食用，可增强人体的抵抗力。

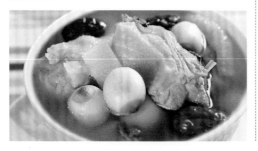

滋阴清热+健脾祛湿
冬瓜薏米鸭汤

材料

鸭肉500 g，冬瓜、薏米、枸杞子各10 g，食用油、盐、大蒜末、米酒、高汤各适量。

做法

❶ 鸭肉、冬瓜分别洗净，切块；薏米、枸杞子分别洗净，泡发。

❷ 锅中倒油烧热，将大蒜末和鸭肉块一起翻炒，再放入米酒和高汤煮开；放入薏米、枸杞子，大火煮1小时，放入冬瓜块。

❸ 煮开后转小火续煮至肉熟，根据口味调入盐即可。

功效提醒

本品具有清热滋阴、利尿通淋的功效，适合患有高血压、高脂血症的人群食用。

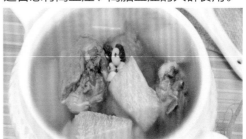

杏仁

**止咳平喘
润肠通便**

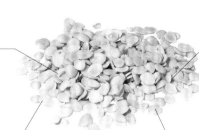

- **性味**
  性微温，味苦

- **选购要点**
  应选颗粒大、均匀、饱满、有光泽、呈鸡心形的

- **归经**
  归肺、大肠经

- **适宜人群**
  便秘、咳嗽气喘等患者

杏仁有肃降兼宣发肺气的功能，可止咳平喘，是治咳喘的良药，随症配伍，可治多种咳喘。如风寒咳喘、胸闷气逆，可用杏仁配麻黄、甘草；若风热咳嗽、发热汗出，配桑叶、菊花；若燥热咳嗽、痰少难咳，配桑叶、贝母、沙参。此外，杏仁质润多脂，味苦而下气，故能润肠通便，常用来改善肠燥便秘。杏仁中所含的脂肪油可软化皮肤角质层，起到润燥护肤的作用。

润肠通便+补中益气

山药杏仁糊

材料

山药粉20 g，杏仁粉6 g，牛奶800 mL，白糖少许。

做法

❶ 牛奶倒入锅中，以小火煮沸，倒入山药粉与杏仁粉，边煮边搅拌，以免烧焦粘锅。

❷ 煮至汤汁成糊状，加白糖调味即成。

功效提醒

本品具有补中益气、润肠通便的作用，不论脾阳亏或胃阴虚，皆可食用。另外，本品还有调节血糖的作用，是糖尿病患者的美味药膳。

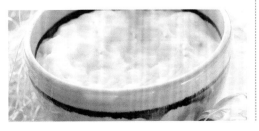

宣肺平喘+止咳化痰

杏仁菜胆猪肺汤

材料

菜胆50 g，杏仁20 g，猪肺750 g，黑枣5颗，食用油、盐各适量。

做法

❶ 杏仁洗净，用温水浸泡；黑枣、菜胆洗净；猪肺洗净、挤压，反复多次，直到血水去尽、猪肺变白，切块，余烫。

❷ 起油锅，将猪肺块爆炒5分钟左右。

❸ 将2 000 mL清水倒入瓦锅内，煮沸后加入上述食材和药材，大火煲开后，改用小火煲3小时，加盐调味即可。

功效提醒

本品可止咳化痰，能缓解肺虚咳嗽。杏仁有宣肺平喘、润肠通便的功效。

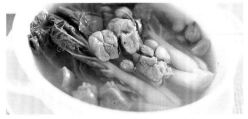

银耳

滋补生津
润肺养胃

- **性味**
  性平，味甘

- **选购要点**
  优质银耳色白微黄，耳朵大而松散、耳肉厚、耳形完整、蒂头无杂质

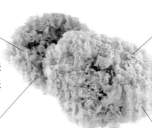

- **归经**
  归胃、大肠经

- **适宜人群**
  体质虚弱、阴虚火旺、产后虚弱等人群

银耳被誉为"菌中之冠"，既是名贵的营养滋补佳品，又是扶正强壮之补药。其具有滋补生津、润肺养胃的功效，可缓解虚劳咳嗽、痰中带血、津少口渴、病后体虚、气短乏力等症状。此外，银耳还能保护血管，有提高人体免疫力等作用。

滋阴润燥+养颜美容

枸杞桂圆银耳汤

材料

银耳50 g，枸杞子20 g，桂圆10 g，食用油、姜片各适量，盐5 g。

做法

❶ 枸杞子洗净；桂圆去壳，取肉；银耳泡发，撕小朵。

❷ 取净锅，加适量清水，将银耳放入锅中煮5分钟，捞起，沥干水。

❸ 锅内下油爆香姜片，放入银耳略炒后盛起；锅中加适量水，放入枸杞子、桂圆肉、银耳、姜片煲开，转小火煲1小时，下盐即成。

功效提醒

本品可养肝明目、滋阴润肺，对面色萎黄、口干咽燥均有很好的改善作用。

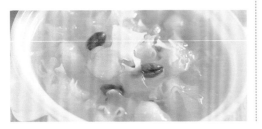

滋阴润肺+生津止渴

猪肺雪梨银耳汤

材料

熟猪肺200 g，木瓜30 g，雪梨、银耳各10 g，葱段、枸杞子各适量，盐、白糖各5 g。

做法

❶ 将熟猪肺切方丁；木瓜、雪梨洗净，去皮，切方丁；银耳洗净，撕成小朵，备用。

❷ 净锅上火，倒入水，下熟猪肺丁、木瓜丁、雪梨丁、银耳、葱段、枸杞子，煲至熟透。

木瓜
健脾消食

❸ 调入适量白糖、盐即可。

功效提醒

本品可缓解秋冬季常见的口干咽燥症状，是很不错的滋补汤品。

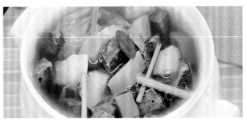

养护肾脏常识"加油站"

肾作为人体的一个重要器官，是人体赖以调节有关神经、内分泌及免疫等系统的物质基础。肾是人体的调节中心，主管着生长发育、衰老死亡的全过程。肾为"先天之本"，所藏之精来源于先天，充实于后天，所以，我们一定要做好肾脏的养护。

◎ 肾的主要生理功能

《黄帝内经》说："肾者，作强之官。"其实是肯定了肾的创造力。我们的力量都是从肾中来。肾的功能主要有 3 个方面：

肾主藏精

肾的第一大功能是藏精，精分为先天之精和后天之精。肾主要是藏先天的精气。肾还主管人的生殖之精，与生殖能力和生育能力密切相关，肾气的强盛可以决定生殖能力的强弱。

人在整个生命过程中的生、长、壮、老等各个阶段，其生理状态的不同，决定于肾中精气的盛衰。所以，应注意维护肾中精气的充盛，维护机体的健康状态。

肾主管水液代谢

《素问·逆调论》："肾者水脏，主津液。"这里的津液主要指水液。中医学认为，人体水液代谢主要与肺、脾、肾有关，其中肾最为关键。一旦肾虚，气化作用就会失常，可出现遗尿、小便失禁、夜尿增多、尿少、水肿等症状。

肾主纳气

《类证治裁》中说："肺为气之主，肾为气之根。肺主出气，肾主纳气，阴阳相交，呼吸乃和。若出纳升降失常，斯喘作矣。"气从口鼻吸入到肺，肺主的是呼气，肾主的是纳气，肺部所接收的气最后都要下达到肾。也就是说，肾具有摄纳肺所吸入的清气，防止呼吸表浅的生理功能。

◎ 黑色食物为养肾佳品

肾是先天之本，也是一个人生命的本钱。想保持健康、延缓衰老，就必须要好好保护肾脏功能。养护肾脏的药材有：熟地黄、杜仲、何首乌、韭菜、山茱萸、海马等。

根据中医里"五色归五脏"的说法，黑色食物或药材对肾脏具有滋补作用，如黑芝麻、黑豆、黑米、海带等。此外，海参、核桃、羊肉、板栗、韭菜、荸荠也是良好的养肾药材。

代表药材、食材

熟地黄	杜仲	海参	海带
羊肉	韭菜	板栗	黑芝麻

药食养肾：补肾益精药材药膳

熟地黄

补血养阴
填精益髓

● **性味**
性微温，味甘

● **选购要点**
选购时以个大、体重、质柔软油润、断面乌黑、味甜者为佳

● **归经**
归肝、肾经

● **适宜人群**
头昏眼花、耳聋耳鸣、免疫力低下者

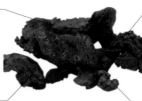

熟地黄善滋补肾阴、填精益髓，为补肾阴的良药，可缓解肝肾阴虚所致腰膝酸软、遗精、盗汗、须发早白、耳鸣耳聋及消渴等诸多症状。熟地黄甘温质润，补阴益精以生血，可缓解血虚引起的各种问题，配以当归、白芍、川芎，就是缓解血虚的经典药膳——"四物汤"。此品具有补血调经的效果，可减缓女性痛经。

养血补虚+滋肾益精

熟地当归鸡

材料

熟地黄25 g，当归20 g，白芍10 g，鸡腿1个，盐适量。

做法

❶ 鸡腿洗净，剁块，放入沸水氽烫，捞起，冲净；熟地黄、当归、白芍分别用清水快速冲净。

❷ 将以上所有食材和药材放入炖锅，加水6碗，大火煮开，转小火继续炖煮30分钟。

❸ 起锅后，加盐调味即成。

功效提醒

本品适合缺铁性贫血人群食用，具有补血活血、滋阴补肾的功效。

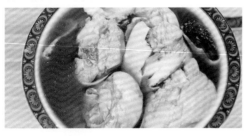

滋补肝肾+养血明目

蝉花熟地猪肝汤

材料

蝉花10 g，熟地黄12 g，猪肝180 g，红枣6颗，盐、姜、淀粉、香油各适量。

做法

❶ 蝉花、熟地黄、红枣洗净；猪肝洗净，切薄片，加淀粉、香油腌制片刻；姜洗净，去皮，切片。

❷ 将蝉花、熟地黄、红枣、姜片放入瓦锅内，倒入适量水，沸腾后改为中火煲2小时，放入猪肝片煮熟，放入盐调味即可。

功效提醒

本品具有养肝明目、健脾补肾的功效，适合月经不调、头晕目眩的人群服用。

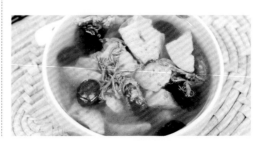

杜仲

**滋补肝肾
强筋壮骨**

● **性味**
性温，味甘、微辛

● **选购要点**
杜仲以皮厚而大，粗皮刮净，内表面暗紫色，断面银白、橡胶丝多而长者为佳

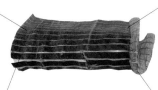

● **归经**
归肝、肾经

● **适宜人群**
腰膝酸软、免疫力低下、患高血压等人群

杜仲适合患有高血压、血管硬化及冠心病的人群食用，也对脑血管意外产生的后遗症、慢性肾病及脊髓灰质炎造成的腰膝酸痛、筋骨萎弱有改善作用。

滋补肝肾+强健腰膝
杜仲羊肉萝卜汤

材料

杜仲15 g，羊肉200 g，白萝卜50 g，葱花、香菜、盐、料酒、姜片各适量。

做法

❶ 羊肉洗净，切块；白萝卜洗净，切块。

❷ 取净锅，加水烧开，放入羊肉块汆烫，去除血水后捞出。

❸ 将杜仲同羊肉块、白萝卜块、料酒、姜片一起下锅，加水烧沸后转小火炖1小时，加盐调味，撒上葱花和香菜即可。

功效提醒

本品可补肝肾、强筋骨，有肾虚腰痛、小便频数等人群可以食用。

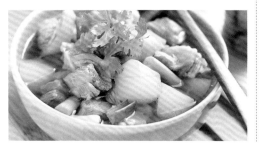

补肾固冲+温经散寒
杜仲艾叶鸡蛋汤

材料

杜仲25 g，艾叶20 g，鸡蛋2个，盐5 g，食用油适量，姜丝少许。

做法

❶ 杜仲、艾叶分别用清水洗净。

❷ 鸡蛋打入碗中，搅成蛋浆，再加入洗净的姜丝，放入油锅内煎成蛋饼，取出切块。

❸ 将杜仲、艾叶、鸡蛋饼一起放于锅内，用大火煲沸，改中火续煲 2 小时，加盐调味即可。

功效提醒

阳虚宫寒引起的小腹冰凉、带下异常等人群可以食用，阴虚体质及对蛋白质过敏的人群忌服。

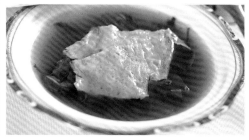

海参

补肾益精
滋阴养血

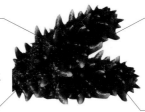

- **性味**
性温，味咸

- **选购要点**
外观呈黑褐色、黄褐色，腹面平坦、管足密集，体表无伤残、溃烂者为佳

- **归经**
归心、肾经

- **适宜人群**
糖尿病、脑血栓、肾阳虚等患者

中医学认为，海参营养价值极高，可补肾益精、消除疲劳，快速恢复精力，对肾虚阳痿等有改善作用。海参可调节体内脂质代谢，比较适合"三高"人群食用。海参中含有丰富的锌，常食具有预防前列腺炎和尿路感染的作用。肾功能不好的人就不太适合吃海参，因为会加重肾脏负担。肝火过旺的人过多食用，会导致上火症状进一步加重。

补肾壮阳+益精填髓

姜片海参炖鸡汤

材料

海参3只，鸡腿1个，姜5g，盐适量。

做法

❶ 鸡腿洗净，切大小适中的块；锅中加水烧开，放入鸡腿块汆烫，捞起，备用；姜切片。

❷ 海参自腹部切开，洗净肠腔，切大块，入沸水汆烫，捞起，备用。

❸ 锅中加6碗水煮开，加入鸡腿块、姜片煮沸，转小火炖约20分钟，加入海参块续炖5分钟，加盐调味即成。

功效提醒

常食本品，能有效改善心脑血管疾病，适合肾虚遗精、失眠多梦的人群食用。

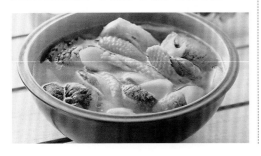

益气补虚+补肾健脑

葱烧海参

材料

海参300g，葱段20g，黄瓜150g，盐、酱油、料酒、食用油各适量。

做法

❶ 海参洗净，去肠腔，切条；黄瓜洗净，切成薄片，装饰盘底。

❷ 起锅，加油烧热，放入海参条翻炒片刻，加盐、酱油、料酒调味，加水焖烧，待汁变浓，下葱段翻炒。

❸ 将炒好的海参装盘即可。

功效提醒

本品有利于提高机体免疫力、补肾健脑，更有利于机体恢复。

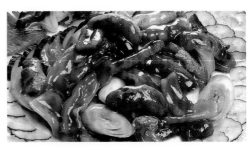

排骨

补中益气
强筋健骨

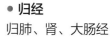

● **性味**
性温，味甘、咸

● **归经**
归肺、肾、大肠经

● **选购要点**
骨头断口卡出的骨髓
颜色呈粉红色者为佳

● **适宜人群**
一般人群均可食用，
适合腰膝无力、患肺
结核、下痢的人群

　　排骨有润肠胃、生津液、丰机体、润皮肤、补中益气、养血健骨的功效。若常喝排骨汤，能增强人体骨髓造血功能，还可强健骨骼，预防骨质疏松，也能起到延缓衰老的作用。需要注意的是，排骨汤油腻，感冒发热期间忌食，急性肠道感染者忌食。若长期服用，则容易导致高脂血症、高尿酸血症、肥胖等，不利于身体健康。

养血健骨+补钙强身
莲藕菱角排骨汤

材料

　　菱角、莲藕各300 g，胡萝卜块50 g，猪排骨400 g，盐5 g，白醋10 mL。

做法

❶ 猪排骨斩块，汆烫，捞起，洗净；莲藕削皮，洗净，切片。

❷ 菱角汆烫，捞起，剥净外表皮膜。

❸ 将猪排骨块、莲藕片、菱角、胡萝卜块放入锅内，加水浸过食材，加入白醋，以大火煮开，转小火炖 40 分钟，加盐调味即可。

功效提醒

　　本品具有健骨补钙的功效，还有滋补气血、健脾养胃的作用。

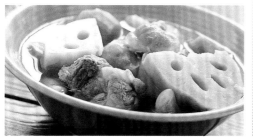

强健脾胃+润泽肌肤
莲子百合排骨汤

材料

　　猪排骨500 g，莲子、鲜百合各50 g，枸杞子15 g，米酒、盐各适量。

做法

❶ 将莲子和鲜百合一起洗净，莲子去芯；鲜百合掰成瓣，备用。

❷ 将猪排骨洗净，斩块，放入沸水中汆去血水，捞出，备用。

❸ 将莲子、鲜百合片、猪排骨块一同放入锅中，小火炖煮至排骨完全熟烂，起锅前放入枸杞子，加适量米酒、盐即可。

功效提醒

　　常食可改善皮肤干燥、粗糙等症，还可以起到安定心神、舒缓神经的效果。

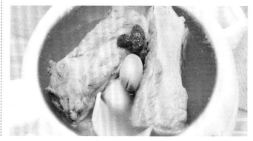

羊肉

**补肾壮阳
益气补虚**

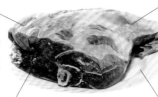

- **性味**
性热，味甘

- **选购要点**
鲜品肉色鲜红且均匀，有光泽，肉细而紧密，有弹性，外表略干，不粘手，气味新鲜，无其他异味

- **归经**
归脾、胃、肾经

- **适宜人群**
体虚胃寒、肾阳虚患者

中医认为，羊肉有补肾壮阳的作用，对肾阳亏虚引起的阳痿、遗精、腰膝冷痛有一定帮助。寒冬常吃羊肉，可益气补虚，促进血液循环，使皮肤红润，增强御寒能力。羊肉还可保护胃壁，帮助消化。需要注意的是，有发热、牙痛、口舌生疮及咳吐黄痰等上火症状的人应少食。内火旺盛、肠燥便秘的患者均不宜食用羊肉。

补肾壮阳+益气补虚
板栗羊肉汤

材料

枸杞子20 g，羊肉150 g，板栗30 g，吴茱萸、桂枝各10 g，盐5 g。

做法

❶ 将羊肉洗净，切块；板栗去壳，洗净；枸杞子洗净，备用。

❷ 吴茱萸、桂枝洗净，煎取药汁，备用。

❸ 锅内加适量水，放入羊肉块、板栗、枸杞子，大火烧沸，改用小火煮 20分钟，倒入药汁，调入盐即成。

功效提醒

羊肉、吴茱萸、桂枝均有暖胃散寒、温经通络的作用，非常适合体虚胃寒、手脚冰冷等人群食用。

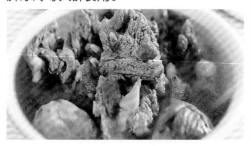

温经散寒+温补肾阳
当归羊肉汤

材料

当归25 g，羊肉500 g，姜、盐各适量。

做法

❶ 羊肉洗净，切块；当归洗净，切成薄片；姜洗净，切段后微拍裂。

❷ 取净锅，加水，大火烧开，放入羊肉块汆烫，捞起，冲净。

❸ 将羊肉块、当归片、姜段放入炖锅，加 6 碗水，大火煮开，转小火慢炖至羊肉熟烂，加盐调味即可。

功效提醒

本品适合阳虚怕冷、四肢冰凉者食用。还可用于调经散寒，尤其适合产后血虚的妇女。

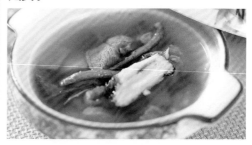

韭菜

温肾助阳
益脾健胃

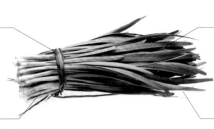

● **性味**
性温，味甘、辛

● **选购要点**
窄叶韭以叶色深绿，纤维多，香味浓郁为佳

● **归经**
归肝、肾经

● **适宜人群**
一般人群均能食用

　　韭菜性温，具有温肾助阳、益脾健胃、行气理血的功效。韭菜中的含硫化合物具有扩张血脉的作用，适用于缓解心脑血管疾病，这种化合物还能使黑色素细胞内酪氨酸的功能增强，帮助消除皮肤白斑，并使头发乌黑发亮。韭菜能促进胃肠道分泌一些消化物质，且含有丰富的膳食纤维，可以增强食欲和缓解便秘。韭菜还具有疏肝理气的作用。

温胃散寒+补肾助阳
韭菜牛肉粥

材料

　　韭菜、红辣椒各35 g，牛肉、大米各80 g，盐、胡椒粉、姜末各适量。

做法

❶ 韭菜洗净，切段；大米淘净，浸泡；牛肉洗净，切片；红辣椒洗净，切圈。

❷ 大米放入锅中，加适量清水，大火烧开，下牛肉片和姜末，转中火，熬煮至粥将成。

❸ 放入韭菜段、红辣椒圈，待粥熬至浓稠，加盐、胡椒粉调味即可。

功效提醒

　　本品能补肾温阳、益肝健胃、提高免疫力，适合体质虚弱者食用。

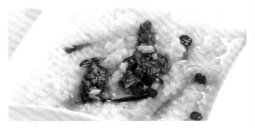

润肠通便+健胃消食
葱油韭菜豆腐干

材料

　　韭菜400 g，豆腐干200 g，葱花10 g，盐、酱油、香油、食用油各适量。

做法

❶ 韭菜洗净，切段；豆腐干处理干净，切成细条。

❷ 炒锅加油，烧至七成热，下豆腐干条翻炒，再倒入韭菜段，同炒至微软。

❸ 加葱花、盐、酱油和香油一起炒匀。

豆腐干

延缓衰老

功效提醒

　　本品适合患高血压、高脂血症的人群食用，其中富含大量膳食纤维，能促进肠胃蠕动，扩张血管，也适合动脉硬化的人群食用。

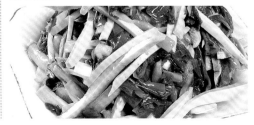

板栗

**健脾养胃
补肾强腰**

● **性味**
性温，味甘、平

● **选购要点**
应该选择外壳褐色，质地坚硬，表面光滑，无虫眼，无杂斑，呈半圆形者

● **归经**
归肾、肠、胃经

● **适宜人群**
疲劳、腰膝无力的人群

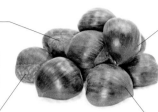

　　板栗，有"干果之王"的美称，具有健脾养胃、补肾、强筋骨的功效，所含的不饱和脂肪酸和维生素较为丰富。板栗生吃难消化，熟食又容易滞气，因此一次不宜吃太多，以免引起腹胀。板栗富含核黄素，常食可以有效改善日久难愈的小儿口舌生疮和成人口腔溃疡。板栗还能为机体提供充足的能量，因为其含有丰富的碳水化合物，在缓解肌肉疲劳方面有一定作用。

补肾壮骨+养血安神

板栗桂圆粥

材料

　　桂圆肉20 g，玉竹20 g，大米90 g，板栗50 g，白糖适量。

做法

❶ 板栗去壳，去皮，洗净，切碎；桂圆肉、玉竹洗净；大米泡发，洗净。

❷ 锅置于火上，倒入清水，放入大米，用大火煮至米粒绽开。

❸ 放入板栗碎、桂圆肉、玉竹，用中火煮熟后，放入白糖调味即可。

功效提醒

　　本品有补肾强腰、补益心脾等功效，对未老先衰、精神不振、腰腿无力者尤为适宜。

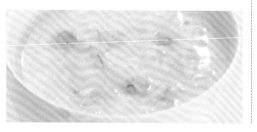

缓和情绪+补肾强筋

板栗扒白菜

材料

　　白菜300 g，板栗肉200 g，枸杞子20 g，油6 mL，盐、水淀粉各适量。

做法

❶ 将白菜洗净，切条，入沸水锅中汆烫至断生，捞出后沥干水分，装盘，备用；板栗肉洗净，备用；枸杞子洗净。

❷ 锅中倒油，烧热，放入白菜条、板栗肉和枸杞子翻炒，加水焖熟。

❸ 加盐，用水淀粉勾芡，炒匀后装盘即可。

功效提醒

　　本品适合动脉硬化及患有其他心脑血管疾病的人群食用，不仅能缓和情绪，还可以强筋壮骨，增强自身抵抗力。

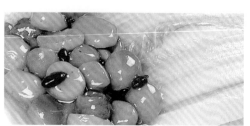

五脏药膳养护食谱

黑芝麻

润肠通便
补肝益肾

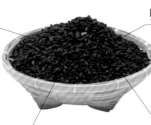

- ● **性味**
  性平，味甘

- ● **选购要点**
  黑芝麻以黑色、饱满、粒匀、味浓香、无杂质者为佳。

- ● **归经**
  归肝、肾、肺、脾经

- ● **适宜人群**
  产后乳汁缺乏者，头发早白、身体虚弱、便秘者

黑芝麻具有润肠、通乳、补肝、益肾、养发、强身、抗衰、补气血等功效。黑芝麻对肝肾不足所致的视物不清、腰酸腿软、耳鸣耳聋等症效果显著。改善精亏血虚、肝肾不足引起的头晕眼花、须发早白、四肢无力等症，宜配伍桑叶同用；黑芝麻还有乌须发的作用，多食用可以让头发变得更乌黑、更光亮。

滋阴补肾+乌发明目

芝麻润发汤

材料

乌鸡300 g，红枣6颗，黑芝麻50 g，盐适量。

做法

❶ 乌鸡洗净，切块；红枣洗净。

❷ 锅中加水，烧开，放入乌鸡块氽烫，去除浮沫，捞起，备用。

❸ 取炖盅置于火上，加入约1500 mL清水，放入乌鸡块、红枣、黑芝麻，以小火煲约2小时，加盐调味即可。

功效提醒

本品具有补肝益肾、乌发明目等作用，对须发早白等情况有明显的改善效果。

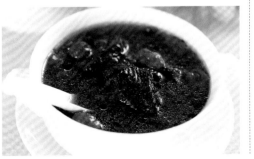

补益脾肾+防衰抗老

黑芝麻山药糊

材料

黑芝麻200 g，山药200 g，制何首乌50 g，白糖适量。

做法

❶ 将黑芝麻、山药、制何首乌洗净，山药去皮，一并晒干，炒熟，研成细粉。

❷ 将以上3种粉末一起放入碗中，加入开水和匀。

❸ 调入白糖和匀即可。

功效提醒

本品对脾肾亏虚型贫血，如面色萎黄或苍白、头晕、乏力等症均有改善效果，还具有养血安神、健脾益气的作用。

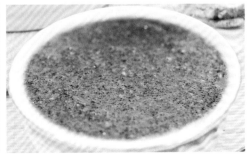

核桃

补肾温肺
益智补脑

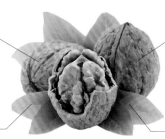

- **性味**
  性温，味甘

- **选购要点**
  挑选个头均匀、缝合
  线紧密、外壳白、有
  分量、表面光洁的

- **归经**
  归肾、肺、大肠经

- **适宜人群**
  肺虚咳喘、神经衰
  弱、失眠、气血不
  足、大便燥结者

核桃具有补肾温肺、益智补脑、润肠通便的功效，多入复方，常与杜仲、补骨脂、大蒜等同用，治肾亏腰酸、头晕耳鸣、尿有余沥，如青娥丸；或与杜仲、补骨脂、萆薢等同用，治肾虚所致腰膝酸痛、两足痿弱。此外，常食核桃还可延缓记忆衰退，预防阿尔茨海默病，尤其适合肠燥便秘、肺肾亏虚、咳嗽气喘的人群食用。而上火、腹泻者及患有"三高"的患者不宜食用，以免加重病症。

补肾固精+温肺定喘

杏仁核桃牛奶饮

材料

杏仁30 g，核桃仁20 g，牛奶200 mL。

做法

❶ 将杏仁、核桃仁放入清水中洗净，与牛奶一起放入炖锅中。

❷ 加适量清水，置于
火上烧沸，小火煮 20 分钟
即可。

功效提醒

本品有补肾固精、温肺
定喘、润肠通便、健脾益胃的功效，尤其
适合肺虚咳嗽、便秘等人群服用。

红枣
补益心脾

润肠通便+补肾润肺

燕麦核桃仁粥

材料

燕麦50 g，核桃仁、鲜玉米粒、牛奶
各适量，白糖3 g。

做法

❶ 燕麦泡发，洗净；核桃仁去杂质，
备用。

❷ 锅置于火上，加入
少量水，倒入牛奶，放入燕
麦，开大火煮开。

❸ 加入核桃仁、玉米
粒，同煮至浓稠状，调入白
糖，拌匀即可。

玉米
健脾开胃

功效提醒

本品富含膳食纤维，具有较好的润肠
通便的作用。常食这款粥，能令人肌肤润
泽，富有弹性。

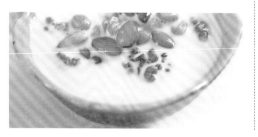

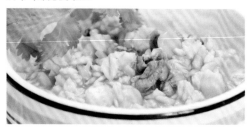

西葫芦

除烦止渴
清热利尿

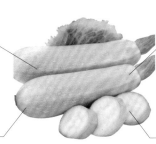

● **性味**
性寒，味甘

● **选购要点**
应选择新鲜嫩绿，瓜体周正均匀，表面光滑，不伤不烂者

● **归经**
归肺、胃、肾经

● **适宜人群**
糖尿病、肝病、肾病、水肿腹胀患者

西葫芦具有除烦止渴、润肺止咳、清热利尿、消肿散结的功效，对消渴、水肿腹胀、疮毒及肾炎、肝硬化腹水等症具有良好的辅助作用。此外，西葫芦含有一种干扰素的诱生剂，可以刺激机体产生干扰素，提高免疫力，发挥抗病毒和抗肿瘤的作用。脾胃虚寒的人群不宜过多食用西葫芦，多食易加重身体虚寒的症状。

清热利尿+消肿散结

螺肉煲西葫芦

材料

螺肉200 g，西葫芦250 g，香附、丹参、枸杞子各10 g，高汤适量，盐少许。

做法

❶ 螺肉用盐反复搓洗干净；西葫芦洗净，去蒂，切成方块，备用。

❷ 香附、丹参洗净，煎取药汁，去渣留汁，备用。净锅上火，倒入高汤，下西葫芦块、螺肉、枸杞子，大火煮开，转小火煲熟，倒入药汁，煮沸后放盐即可。

功效提醒

丹参能够凉血活血，香附能够疏肝理气、化瘀散结，西葫芦能够清热利尿。

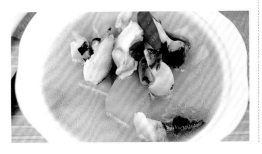

滋阴解渴+除烦利尿

醋拌西葫芦

材料

西葫芦500 g，红尖椒30 g，香油4 mL，白醋10 mL，盐、酱油各适量。

做法

❶ 香油、盐、酱油和白醋一起放入碗中，调匀成调味汁。

❷ 将西葫芦、红尖椒洗净，西葫芦切成约3 mm厚的斜片，红尖椒切菱形片。

❸ 取净锅，加入适量清水，烧开，将西葫芦片和红尖椒片一起放入，汆烫至熟，捞出装盘，淋上调味汁，摆盘即可。

功效提醒

本品有稳定血糖、开胃消食、除烦利尿的功效，更能润肺止咳、消肿散结。

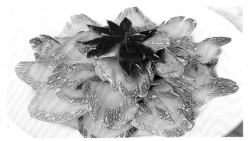

白果

敛肺止咳
止带缩尿

- **性味**
  性平，味甘、苦、涩

- **选购要点**
  应选外壳光滑、洁白、新鲜、大小均匀、果仁饱满者

- **归经**
  归肺、肾经

- **适宜人群**
  痰多喘咳、带下白浊者

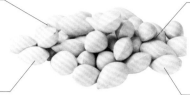

　　白果性涩而收，能敛肺定喘，且兼有一定的化痰功能，是缓解喘咳痰多的常用食物。此外，白果还可改善脾虚或肾虚引起的妇女带下异常、小便白浊、遗精、遗尿等。白果配五味子、核桃仁等可补肾纳气；治肺热燥咳、喘咳无痰，宜配天门冬、麦门冬、款冬花，可润肺止咳。白果有小毒，因此不宜多食、常食，孕妇和幼儿应忌食。

补肾纳气+止咳化痰

白果蒸鸡蛋

材料

　　白果10颗，鸡蛋2个，盐适量。

做法

❶ 白果去壳，剥皮，洗净。

❷ 鸡蛋加盐打匀，加温水调成蛋液，滤去浮沫，盛入碗内，加入白果。

❸ 锅中加水，待水翻滚后转中小火隔水蒸蛋，每隔3分钟左右掀一次锅盖，让蒸汽溢出，保持蛋面不起气泡，蒸约15分钟即可。

功效提醒

　　本品具有补气养肺、润燥止咳、祛痰积、利小便的功效，并能调节胃气、增进食欲。其中蛋白质含量丰富，极易消化吸收。

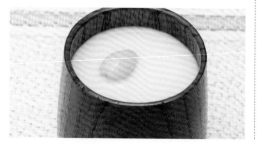

健脾固肾+止带缩尿

白果莲子乌鸡汤

材料

　　白果30g，莲子（干）50g，乌鸡腿1个，盐适量。

做法

❶ 乌鸡腿洗净，剁块，汆烫后捞出，冲净；白果去皮；莲子（干）洗净，备用。

❷ 将乌鸡腿块放入锅中，加水至没过食材，以大火煮开，转小火煮20分钟。

❸ 放入莲子，续煮15分钟，再加入白果煮开，最后加盐调味即成。

功效提醒

　　本品具有固精止带、健脾益肾的功效，多用于小儿遗尿、妇女带下过多、遗精滑泄等症。

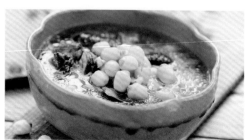

五脏药膳养护食谱

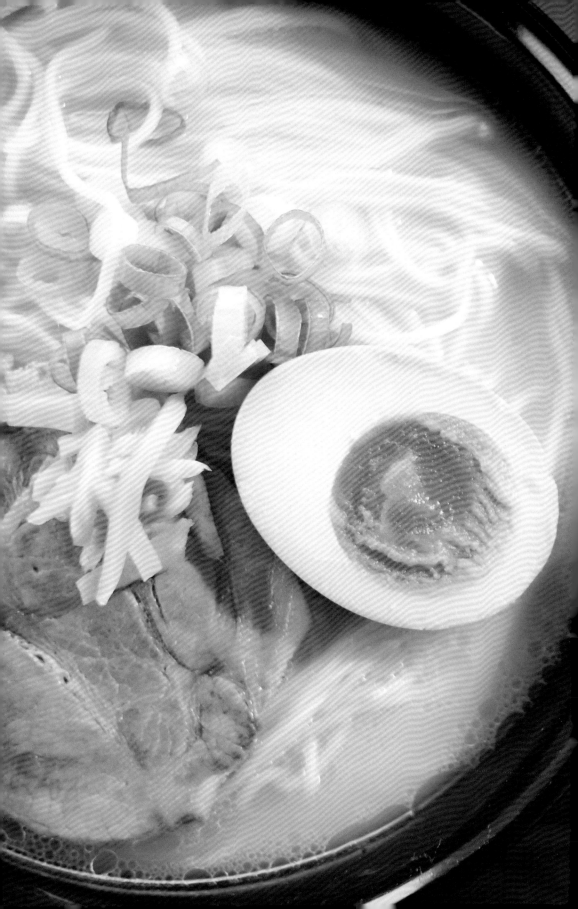

第六章

常见病养生
药膳食谱

在日常生活中，人难免会生病，被小病小痛困扰，本章针对人体易患的常见疾病，精心挑选了极具代表性的养生药膳，其中不仅有药膳选材、制作方法和详细介绍，还有养生功效详解，让读者能够更加深入地了解常见食材和药膳的作用。选择合适的药膳，既可以帮助调理身体、预防疾病的发生，又可以对已有的不适症状起到一定的缓解作用。

流行性感冒

流行性感冒简称"流感",是由流感病毒引起的一种急性呼吸道传染病。春季天气多变、忽冷忽热,人的免疫和防御功能下降。同时,"冬眠"后开始滋生和繁殖的细菌、病毒等致病微生物也乘机肆虐。这样,流感病毒有了可乘之机。

☺ 代表食材、药材

杏仁	红豆	花菜	胡萝卜	柚子
香菇	金银花	麦冬	白芷	

健康自查

☑鼻塞、流涕、喉干、咽痛　　☑发热、咳嗽、咯痰　　☑全身酸痛、乏力

♡ 饮食要点

- ➡ 宜食具有消炎、抗病毒作用的药物,如金银花、板蓝根等。
- ➡ 应选择发散风寒、辛温解表的药材和食材,如紫苏、葱白等。
- ➡ 可以吃一些清淡少油的食物,如小米粥、白米粥、烂面条等。

✪ 自我调理

- ➡ 室内要定期消毒,多通风,保持空气新鲜。
- ➡ 咳嗽、打喷嚏时应使用纸巾捂住,避免飞沫传播细菌、病毒。
- ➡ 经常洗手,避免用脏手接触口、眼、鼻。
- ➡ 生活要有规律,不要过于劳累,适当休息。

散寒解表+祛风止痛
川芎白芷鱼头汤

材料

川芎、白芷、红枣各10 g,姜5片,鱼头1个,食用油、盐各适量。

做法

❶ 将鱼头洗净,去鳃;起油锅,下鱼头,煎至微黄,取出,备用。

❷ 川芎、白芷、姜片、红枣洗净,与鱼头一起放炖锅,加开水,加盖,小火隔水炖2小时,加盐即可。

功效提醒

本品有行气活血、祛风止痛的功效,可用于风寒流感等患者。

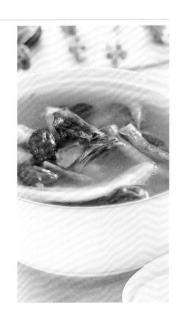

过敏性哮喘

在春暖花开、繁花似锦的多风天气，空气中飘浮着各种花粉颗粒、杨柳絮、尘埃、尘螨、真菌等，这些物质最易诱发过敏性体质的人出现变态反应，引起过敏性哮喘。因此，过敏性哮喘患者要时刻远离过敏原。

☺ 代表食材、药材

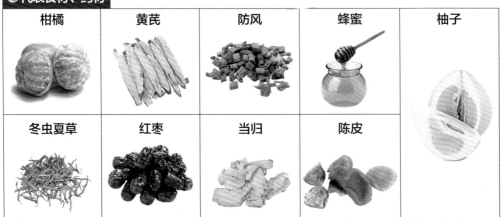

柑橘	黄芪	防风	蜂蜜	柚子
冬虫夏草	红枣	当归	陈皮	

健康自查

☑ **发作前**：鼻痒、咽痒、流泪、打喷嚏、干咳　　☑ **发作期**：喘息、胸闷、气短、平卧困难

♥ 饮食要点

➡ 宜选用有松弛气管平滑肌作用的药材和食材，如麻黄、当归等。

➡ 宜选择有抗过敏反应的药材和食材，如黄芩、防风等。

➡ 忌辛辣食物、酒精、碳酸饮料及冷饮。

✚ 自我调理

➡ 衣服、床上用品最好不用羽绒或蚕丝制品，因为一些哮喘患者对羽毛、蚕丝过敏。

➡ 慎用或忌用某些可能诱发哮喘的药物。

➡ 尽量避免吸入花粉，日间或午后减少外出。

➡ 少用地毯，勤洗被套、床单、枕巾等。

益气补虚＋补益肺肾
冬虫夏草炖雄鸭

材料

冬虫夏草5 g，陈皮末适量，雄鸭1只，枸杞子、姜片、盐各适量。

做法

❶ 将冬虫夏草用温水洗净，备用。

❷ 雄鸭洗净后斩块，放入沸水中余去血水，然后捞出。

❸ 雄鸭块与冬虫夏草、枸杞子用大火煮开，转小火炖软后，加入姜片、陈皮末、盐调味即可。

功效提醒

冬虫夏草有补虚损、益精气的功效，适合精气不足、咳嗽气短的过敏性哮喘患者食用。

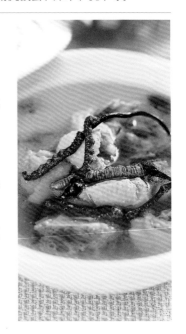

慢性支气管炎

慢性支气管炎是由感染或非感染因素引起的气管、支气管黏膜及其周围组织的慢性非特异性炎症。吸烟和呼吸道感染为慢性支气管炎的两大诱因。

☺代表食材、药材

枇杷	橘子	雪梨	金橘	百合
杏仁	知母	莲子	川芎	黄芪

健康自查

☑ 咳嗽、咳痰、痰量增加　☑ 发热、上呼吸道不适　☑ 痰变黏稠或黄色、脓性　☑ 喘息或气急促

♥ 饮食要点

➡ 宜选择有抗病菌感染作用的药材和食材，如杏仁、百合等。

➡ 宜用健脾养肺、补肾化痰的药材和食材。

➡ 宜吃富含蛋白质的食物，如鸡蛋、鸡肉等。

➡ 忌吃油腥黏腻、助湿生痰、性寒生冷之物。

✚ 自我调理

➡ 慢性支气管炎伴有发热、气促、剧咳者，要适当卧床休息。

➡ 吸烟的人应戒烟，避免烟尘和有害气体侵入。

➡ 冬天外出戴口罩和围巾，以免受冷空气刺激。

➡ 平时在家时，多做腹式呼吸，增加肺活量。

清热养肺+化痰排脓

复方鱼腥草粥

材料

鱼腥草、金银花、生石膏各30g，竹茹9g，粳米100g，冰糖30g。

做法

❶ 鱼腥草、金银花、生石膏、竹茹洗净，放入锅中，加水煎汤汁；粳米洗净，备用。

❷ 药汁中加入粳米及适量水，共煮为粥。

❸ 最后加入冰糖，稍煮即可。

功效提醒

本品可清热养肺、化痰排脓，适合慢性支气管炎、慢性肺炎患者食用，症见咳嗽痰少、痰色黄。

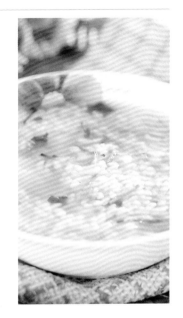

肺气肿

肺气肿是指终末细支气管远端的气道弹性减退，过度膨胀、充气和肺容积增大或同时伴有气管壁破坏的病理状态。秋冬季节因为冷热交替，如果不及时添换衣物，很容易感冒着凉，发生上呼吸道感染，随之也容易诱发肺气肿。

☺代表食材、药材

香菇	胡萝卜	蘑菇	南瓜	黄芪
党参	人参	沙参	冬虫夏草	

健康自查

☑ 胸廓前后径增大，呈桶状胸　　☑ 呼吸困难，口唇、手指发绀　　☑ 痰量增加，痰变脓性

♡ 饮食要点
- 宜选择具有补肺益气、增强免疫力作用的药材和食材。
- 肺气肿患者饮食宜清淡。
- 忌食辣椒、葱、大蒜、酒等辛辣刺激性食物，以免刺激气管黏膜，加重咳嗽等症状。

♡ 自我调理
- 患者可积极参加一些体育活动，如慢跑、太极拳等，适当增加肺活量和耐力。
- 冬季进行适当的耐寒锻炼，可以提高抵抗力。
- 发生肺部感染时，宜遵照医嘱积极配合，解痉平喘，按时服药。

健脾益胃+降逆止咳

旋覆乳鸽止咳汤

材料
乳鸽1只，旋覆花、沙参各10g，干山药20g，盐适量。

做法
❶ 将乳鸽去毛及肠杂，洗净，切成小块，备用。

❷ 干山药、沙参洗净；旋覆花洗净；沙参、旋覆花放入药袋，扎口。

❸ 将乳鸽块放入砂锅中，加入山药、药袋及盐、适量清水，用小火炖至鸽肉烂，取出药袋即可。

功效提醒
本品具有健脾益胃、降逆止咳的功效，适合久咳引起的体虚、肺气肿患者食用。

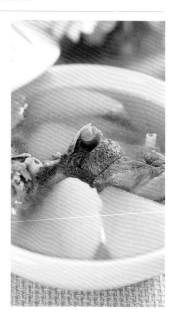

便秘

便秘是指排便次数减少，同时伴有排便困难、粪便干结。正常人每日排便 1～2 次或每 1～2 日排便 1 次，便秘患者则每周排便少于 3 次，并且排便费力，粪质硬结、量少。

☺代表食材、药材

红薯	芝麻	南瓜	芋头	芹菜
海带	无花果	柏子仁	白术	大黄

健康自查

☑ 排便次数减少　　☑ 每次排便的量减少　　☑ 粪便干结　　☑ 排便费力

♡ 饮食要点
- 宜选择具有润肠通便作用的食物，如红薯、芝麻、南瓜等。
- 多吃富含 B 族维生素的食物，如菠菜等。
- 忌食辛辣温燥、性涩收敛的食物及爆炒煎炸、伤阴助火的食物，如辣椒、白酒等。

✚ 自我调理
- 坚持参加适当的体育锻炼，合理饮食，注意补充膳食纤维。
- 要注意饮食质量，主食不要太精、过细，多吃一些粗粮和杂粮，还要多喝水，养成良好的排便习惯，每日定时排便。

润肠通便+健脾补肾

山药芝麻羹

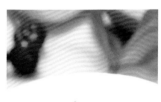

材料
山药、黑芝麻各适量，小米 70 g，盐 2 g，葱 2 棵。

做法
❶ 小米泡发，洗净；山药去皮，洗净，切丁；黑芝麻洗净；葱洗净，切成葱花，备用。

❷ 锅中加水烧开，放入小米、山药丁，煮开。

❸ 加黑芝麻，同煮至浓稠状，加盐，撒上葱花即可。

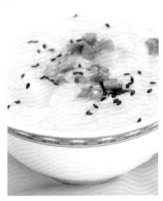

功效提醒
本品具有润肠通便、健脾补肾的功效，适合脾虚食少、眩晕、腰膝酸软、肠燥便秘等症。

赤芍银耳饮

材料

水发银耳300g，赤芍、柴胡、黄芩、知母、夏枯草、麦门冬各5g，牡丹皮3g，玄参6g，梨1个，白糖适量。

做法

❶ 将所有药材洗净；梨洗净，切块，备用。

❷ 锅中加入所有药材，加入适量清水，煎煮成药汁。

❸ 滤去药渣，留汁后加入梨块、水发银耳、白糖，将食材煮熟后即可食用。

功效提醒

本品具有清热泻火、滋阴润燥、清肝火的功效，可用于腮腺肿痛、口干咽燥、小便短赤、大便秘结等。

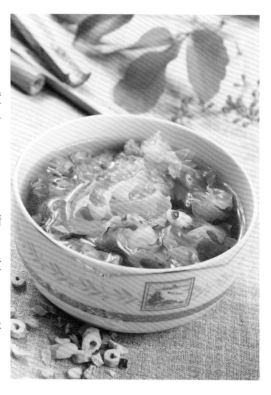

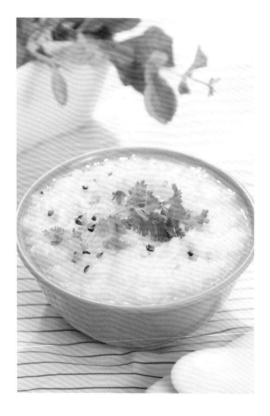

润燥滑肠+利尿通淋

火麻仁粥

材料

粳米50g，火麻仁5g，香菜少许。

做法

❶ 将粳米洗净，加适量水熬煮。

❷ 火麻仁洗净；香菜洗净，备用。

❸ 待粳米将熟时加入火麻仁，煮沸，撒上香菜即可。

功效提醒

火麻仁可以润燥通便，通常会和当归、黑芝麻等食材一起食用。如果肠有实热者，也可以和大黄、枳实一起食用。此粥适合老人、产妇等体质虚弱者食用，可用来缓解身体虚弱、津血枯少之肠燥便秘、消渴、热淋、痢疾等。

芦荟菠菜萝卜粥

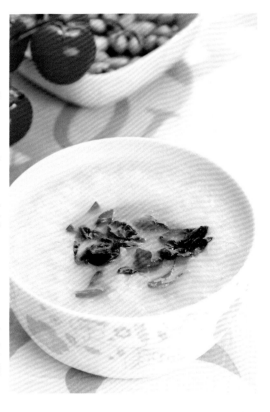

材料

大米100 g，芦荟、菠菜各适量，胡萝卜少许，盐适量。

做法

❶大米泡发，洗净；芦荟洗净，切小片；菠菜洗净，切段；胡萝卜洗净，切小块。

❷锅置于火上，倒入适量水后，放入大米，煮至米粒绽开，放入芦荟片、菠菜段、胡萝卜块。

❸改用小火煮至粥成，闻到香味时，调入盐即可食用。

功效提醒

菠菜具有促进肠道蠕动的作用，利于排便，对痔疮、便秘、胃痛等有很好的改善作用。此品还具有开胃消食、消除胃痛的作用。

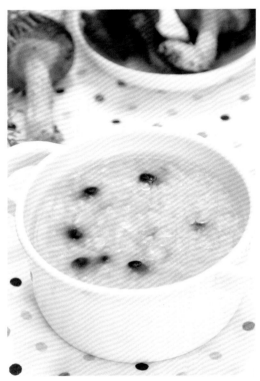

黑豆玉米粥

材料

大米70 g，黑豆、玉米各30 g，白糖适量。

做法

❶将大米淘洗干净，放入锅中，加适量清水，用中火熬煮。

❷将黑豆、玉米分别洗净，放入锅中，与大米同煮粥。

❸待粥成，加入白糖，煮沸即可。

功效提醒

黑豆可祛风除湿、促进肠胃蠕动、预防便秘、活血解毒；玉米含有丰富的膳食纤维，可通便、健胃、清热利湿。常食此粥，能软化血管、滋润皮肤、延缓衰老。

消化性溃疡

消化性溃疡又称"胃及十二指肠溃疡"，它的局部表现是位于胃十二指肠壁的局限性圆形或椭圆形的缺损。其中，酸性胃液对黏膜的消化作用是溃疡形成的基本因素。本病易反复发作，呈慢性病程。

☺代表食材、药材

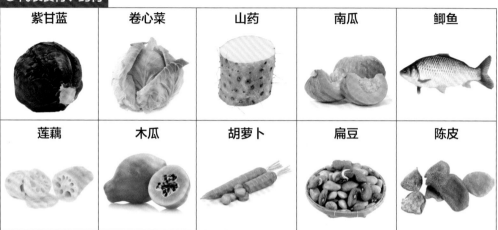

紫甘蓝	卷心菜	山药	南瓜	鲫鱼
莲藕	木瓜	胡萝卜	扁豆	陈皮

健康自查

☑ 周期性上腹部疼痛、反酸、嗳气　☑ 饥饿时隐痛不适　☑ 轻度或中度剑突下持续性疼痛

♥ 饮食要点

→ 宜食可除幽门螺旋杆菌的药材和食材。

→ 宜食可稳定胃酸分泌的药材和食材。

→ 慎食辛辣刺激、煎炸、生冷的食物。

→ 不宜空腹或饭前食用酸度较高的水果，如草莓、山楂等。

✚ 自我调理

→ 胃痛时应忌用解热镇痛片，因为解热镇痛片含有非那西丁、咖啡因，这些成分会直接刺激胃黏膜分泌胃酸，加重胃肠溃疡的症状。

→ 阿司匹林、类固醇及非类固醇消炎药等对胃黏膜也有刺激作用，应谨慎服用。

补脾和中+化湿消暑
山药白扁豆粥

材料

山药25 g，白扁豆20 g，大米100 g，盐、香油各适量，葱少许。

做法

❶ 白扁豆洗净；山药去皮，洗净，切小块；葱洗净，切成葱花；大米洗净，备用。

❷ 锅内倒水，放入大米、白扁豆，用大火煮至米粒绽开，放山药块，改用小火煮至粥成。

❸ 放入盐、香油调味，撒上葱花即可。

功效提醒

本品可改善食欲不振等症。白扁豆具有增强人体免疫力的作用，同时可健脾化湿、益胃。

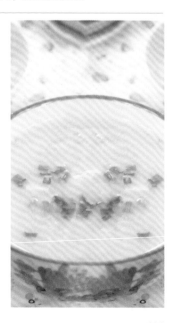

肝炎

肝炎是肝脏炎症的统称，通常是指由多种致病因素如病毒、细菌、寄生虫、化学毒物、药物、酒精、自身免疫因素等，使肝脏细胞受到破坏，肝脏的功能受到损害，引起身体一系列不适症状，以及肝功能指标的异常。

☺代表食材、药材

酸奶	兔肉	豆浆	玉米	小米
卷心菜	菠菜	花菜	猕猴桃	草莓

健康自查

☑ 早期症状类似感冒，有黄疸　　☑ 肝脏轻度肿大，厌油，持续腹胀　　☑ 齿龈出血及鼻出血

♥ 饮食要点

- ➡ 宜吃容易消化、含优质蛋白质的食物。
- ➡ 适当多吃些碳水化合物，有利于肝糖原的合成。
- ➡ 多吃富含维生素 C 和维生素 E 的食物。
- ➡ 忌酒，勿食辛辣、刺激性强、对肝脏有损害的食物，如胡椒、芥末等。

✚ 自我调理

- ➡ 平时要有一个合理的生活和饮食习惯，饮食宜清淡，并保持心情舒畅，避免过度劳累。
- ➡ 适当进行体育锻炼来增强体质。
- ➡ 患者应坚持定期复查，节制性生活，遵医嘱用药，不乱用药。

通利肠胃+疏肝解郁

柴胡白菜汤

材料

柴胡15g，白菜心200g，盐、香油各适量。

做法

❶ 将白菜心洗净，掰开；柴胡洗净，备用。

❷ 锅中放水，放白菜、柴胡，共煮 10 分钟。

❸ 出锅时放入盐，淋上香油即可。

功效提醒

柴胡可疏肝解热，白菜具有通利肠胃、生津止渴、消食下气、润肺清痰等功效。常饮此汤，可疏肝解郁，还可及时预防脂肪肝、抑郁症等。

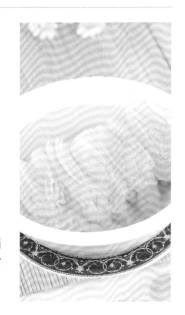

脂肪肝

脂肪肝是指由各种原因引起的肝细胞内脂肪堆积过多的病变。一般而言，脂肪肝属可逆性疾病，早期诊断并及时干预常可恢复健康。脂肪肝正严重威胁人们的健康，发病率也在不断升高，且发病年龄日趋年轻化。

☺代表食材、药材

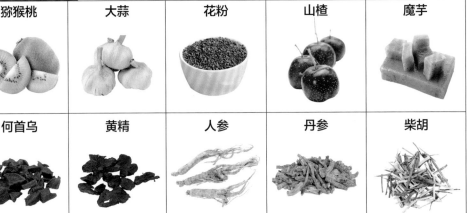

猕猴桃	大蒜	花粉	山楂	魔芋
何首乌	黄精	人参	丹参	柴胡

健康自查

☑ 轻度：仅有疲乏感　☑ 中重度：食欲不振、疲倦乏力、恶心、呕吐或右上腹隐痛等

♥ 饮食要点

- ➡ 患脂肪肝的人应以低脂饮食为宜，并且要以植物性脂肪为主。
- ➡ 多吃可防止脂肪堆积的药材和食材，如薏米、冬瓜、决明子。
- ➡ 限制胆固醇的摄入量，做到粗细搭配、营养均衡。

✚ 自我调理

- ➡ 脂肪肝患者应保持一颗"平常心"，保持情绪稳定，饮食宜清淡，限制饮酒。
- ➡ 可选择慢跑、打乒乓球、打羽毛球等运动，消耗体内的脂肪，从小运动量开始，循序渐进。
- ➡ 慎用对肝脏有损害的药物，避免加重肝脏的损害。

清热利湿+润肠通便

泽泻枸杞粥

材料
泽泻、枸杞子、菠菜各适量，大米80 g，盐少许。

做法
❶ 大米浸泡，洗净；枸杞子洗净；泽泻洗净，加水煮好，取汁待用；菠菜洗净，焯熟，切段。

❷ 锅中加水，放入大米、枸杞子，以大火煮开。

❸ 倒入熬煮好的泽泻汁，以小火煮至粥浓稠，撒上菠菜段，调入盐，拌匀即可。

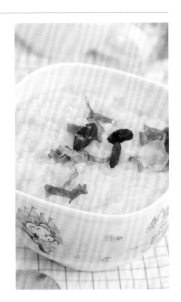

功效提醒
本品适合脂肪肝、小便不畅、肥胖的患者食用。

肝硬化

肝硬化是临床常见的慢性进行性肝病，由一种或多种病因长期或反复作用形成的弥漫性肝损害。

在我国，大多数为肝炎发展而成的肝硬化，少部分为酒精性肝硬化和血吸虫性肝硬化。

☺代表食材、药材

红薯	白扁豆	黑芝麻	黄芪	泽泻
土豆	甲鱼	茵陈	茯苓	

健康自查

☑食欲不振　☑恶心呕吐　☑轻度贫血　☑血小板及白细胞数减少　☑双下肢水肿、腹腔积液

♥ 饮食要点
➡ 选择具有益气健脾、改善肝功能作用的药材和食材，如猪苓、甲鱼。
➡ 宜吃含锌、镁丰富的食物，如瘦肉、谷类。
➡ 忌吃高钠食物及可能加重肝负担的食物。
➡ 忌吃易引发氨中毒和肝昏迷的食物。

✚ 自我调理
➡ 宜每日用温水擦身，保持皮肤清洁、干燥。
➡ 有牙龈出血者，用牙刷或含漱液清洁口腔，切勿用牙签剔牙。
➡ 注意观察使用利尿药后的尿量变化及电解质情况，随时与医师取得联系。

滋阴潜阳+散结消肿
山药枸杞炖甲鱼

材料
甲鱼250 g，山药30 g，枸杞子20 g，红枣25 g，姜片10 g，盐5 g。

做法
❶ 山药洗净，去皮，切块，用清水浸泡30分钟；将甲鱼宰杀后处理干净；枸杞子、红枣洗净，备用。

❷ 将以上食材及姜片一起放入炖盅内。

❸ 加入适量开水，炖盅加盖，小火炖3小时，调入盐即可。

功效提醒
本品具有滋阴补肾、消肿散结的功效，对肝硬化有较好的改善作用，是一道滋补身体的美味药膳。

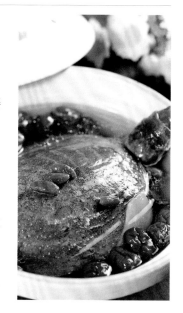

头痛

头痛是临床常见的症状，通常将局限于头颅上半部，包括眉弓、耳轮上缘和枕外隆突连线以上部位的疼痛统称头痛。头痛病因繁杂，神经痛、颅内感染、颅内占位性病变、脑血管疾病、中毒等均可导致头痛。

☺代表食材、药材

黄豆	蚕豆	南瓜	薏米	川芎
紫菜	天麻	三七	丹参	

健康自查

☑头痛如裂　☑头晕目眩　☑心烦易怒　☑口干舌燥　☑咽喉肿痛　☑大便干燥　☑偶尔发热

♡ 饮食要点

➡ 应多食可改善脑血管血液循环的食材、药材，如天麻、三七。

➡ 多吃含镁丰富的蔬菜、水果，补充营养。

➡ 忌吃辛辣刺激、燥热上火的食物。

➡ 忌饮用含酒精的饮料及含咖啡因的饮料。

✚ 自我调理

➡ 每天早上坚持用梳子梳头，注意要按照由下而上的顺序进行梳理，疏通头部经络中的气血，可以缓解痉挛的脑血管。

➡ 每天按摩涌泉穴2次，每次按摩20~30分钟，对偏头痛有比较好的缓解作用。

祛风止痛+活血化瘀

天麻枸杞鱼头汤

材料

鲑鱼头1个，西蓝花150 g，天麻、当归、枸杞子各10 g，盐适量。

做法

❶ 鲑鱼头洗净；西蓝花洗净，切朵；天麻用少量清水浸透，软化，切薄片。

❷ 将当归、枸杞子以5碗水熬至剩4碗水左右时，放入鲑鱼头，煮至将熟。

❸ 将天麻片、西蓝花块加入锅中煮熟，调入盐即可。

功效提醒

本品适用于因高血压、动脉硬化引起的头痛。

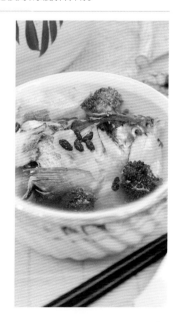

糖尿病

糖尿病是以高血糖为特征的代谢性疾病。高血糖则是由于胰岛素分泌缺陷或其生物作用受损，或两者兼有引起。长期存在的高血糖，易导致各种组织，特别是眼、肾、心脏、血管、神经的慢性损害。

☺代表食材、药材

燕麦	枸杞子	洋葱	魔芋	苦瓜
南瓜	黄精	葛根	玉竹	

健康自查

☑多食、多尿、多饮、身体消瘦　☑视力下降　☑轻度贫血　☑手脚麻痹、发抖

♡ 饮食要点

➡ 主食宜多食杂粮，如燕麦、玉米面。
➡ 宜摄入种类丰富的、含有高量膳食纤维的新鲜蔬菜。
➡ 严格控制胆固醇摄入量，少食或不食动物油脂及含胆固醇高的食物。
➡ 禁食白糖、红糖、葡萄糖及糖制甜食等。

✚ 自我调理

➡ 生活要有规律，可适当进行运动，以促进碳水化合物的利用，减少胰岛素的用量。
➡ 自我监测血糖，遵医嘱调整药物剂量。
➡ 糖尿病患者常因脱水和抵抗力下降，导致皮肤干燥、发痒，应定时擦身或涂保湿乳。

稳定血糖+润肠排毒

芥菜魔芋汤

材料

芥菜300 g，魔芋200 g，姜、盐各适量。

做法

❶ 芥菜取叶，洗净，切片；魔芋洗净，切片；姜洗净，切丝即可。

❷ 锅中加入适量清水，放芥菜片、魔芋片及姜丝，用大火煮沸。

❸ 转中火，煮至芥菜片熟软，加盐调味即可。

功效提醒

本品适合有高血糖、高脂血症、高血压及肥胖的人群食用，其中的膳食纤维含量非常丰富，润肠通便的效果显著。

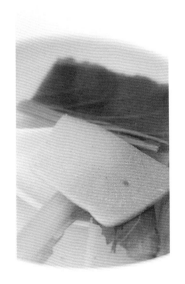

高血压

高血压是指在静息状态下动脉收缩压和（或）舒张压增高，常伴有心、脑、视网膜等器官功能性或者器质性改变，以及脂肪和糖代谢紊乱的现象。高血压是最常见的慢性病，也是心脑血管病最主要的危险因素之一。

☺代表食材、药材

糙米	玉米	小米	黑芝麻	黄豆
南瓜	大蒜	灵芝	枸杞子	玉米须

健康自查

☑ 头晕、头痛　☑ 烦躁、心悸、失眠、注意力不集中　☑ 记忆力减退　☑ 肢体麻木、神志不清

♡ 饮食要点

- 宜食具有调节胆固醇作用的药材和食材，如黑芝麻、南瓜。
- 宜食富含膳食纤维的食物，如糙米、玉米。
- 每天食盐量应严格控制，谨遵医嘱。
- 慎食腌制品、蛤贝类、海米等含盐量较高的食物。

✪ 自我调理

- 合理安排作息时间，生活要有规律，避免过度劳累和精神刺激。
- 注意保暖，宜用温水洗澡，水温控制在适宜温度。避免受寒，受寒易使血压升高。
- 适当进行体力活动和体育锻炼，定期进行体检。

清热平肝 + 利尿降压
芹菜粥

材料

芹菜50g，大米100g，盐适量。

做法

❶ 大米洗净，用清水浸泡1小时；芹菜洗净，切成小段。

❷ 锅中加入适量水，大火烧开，下大米，煮至滚沸后转小火，继续慢熬半小时。

❸ 加入芹菜段煮至菜熟粥烂，加适量盐，待盐溶化后，倒入碗中即可。

功效提醒

本品具有清热平肝、利尿降压的作用，适合"三高"患者、上火便秘的人群食用。

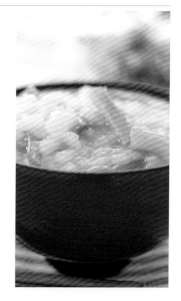

高脂血症

高脂血症是指人体内总胆固醇、甘油三酯水平过高，低密度脂蛋白胆固醇水平过高，高密度脂蛋白胆固醇水平过低。重度高脂血症会引发一系列严重危害人体健康的疾病，如动脉粥样硬化、心肌梗死、胰腺炎等。

☺代表食材、药材

薏米	山药	玉米	黑木耳	魔芋
黄瓜	玉米须	泽泻	红枣	金银花

健康自查

☑头晕　☑神疲乏力　☑失眠、健忘　☑胸闷气短　☑口角歪斜　☑肢体麻木

♡ 饮食要点
- 宜选用具有抑制脂肪吸收作用的药材和食材，如玉米须、黑木耳。
- 宜吃保护心血管系统的食物，如小米、绿茶、茄子、西红柿等。
- 忌食香辛料、酒类饮料、腌制食品。

○ 自我调理
- 提倡患者坚持体育锻炼，适当运动减肥，通常运动的时间安排在晚饭后或晚饭前2小时最佳。
- 平时的饮食当中要注意清淡，多吃蔬菜、水果，不要吃高脂肪、高胆固醇食物，多吃膳食纤维丰富的粗粮食物。

润肠通便+清热平肝
芹菜炒香菇

材料
芹菜段400 g，水发香菇50 g，白醋、淀粉、食用油、酱油适量。

做法
❶ 水发香菇洗净，切片；白醋、淀粉混合后装入碗内，加水兑成芡汁，待用。

❷ 油锅烧热，下芹菜段爆炒3分钟，放香菇片，迅速炒匀，再加酱油炒1分钟，淋入芡汁，快炒起锅即可。

功效提醒
本品可清热平肝、润肠通便，适合脂肪肝、糖尿病和动脉粥样硬化等患者食用。

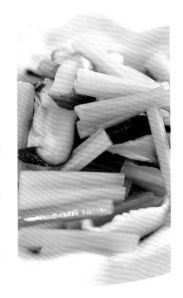

滋阴补肾+健脾益胃

干贝鸭粥

材料

大米120 g，鸭肉80 g，干贝120 g，盐3 g，味精1 g，香菜、枸杞子、香油、食用油各适量。

做法

❶ 将大米洗净，备用。

❷ 将鸭肉洗净，切块，放油锅过油后与大米一同煮粥。

❸ 粥将熟时加入干贝、盐、味精、香菜、枸杞子、香油，煮沸即可。

功效提醒

干贝的蛋白质含量丰富，具有非常高的食用价值。干贝具有增进食欲、补气益血等功效，鸭肉具有滋五脏之阴、清虚劳之热、利水消肿、养胃生津等作用。

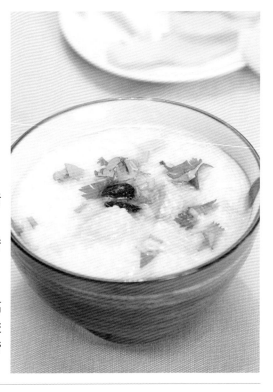

和胃消食+保护血管

鸡内金核桃燕麦粥

材料

核桃10个，海金沙15 g，鸡内金粉10 g，粳米100 g，燕麦、玉米粒、白糖、芹菜叶各适量。

做法

❶ 核桃去壳，留仁，捣碎；海金沙用布包扎好；燕麦洗净，备用。

❷ 锅置于火上，加水600 mL，大火煮开，加入海金沙布袋，转小火煮20分钟后，拣去海金沙布袋；加入粳米、燕麦，煮至米粒绽开，再加入鸡内金粉、核桃碎、玉米粒，煮成稠粥。

❸ 加入适量白糖、芹菜叶即可，早晚空腹食用。

功效提醒

燕麦含有亚油酸、蛋白质及人体所需的多种氨基酸，适合有高血压、高脂血症、积食及动脉硬化的人群食用。

活血止痛+益气养血
当归红枣米糊

材料

大米70 g，当归20 g，红枣5颗，白糖适量。

做法

❶ 大米洗净，用清水浸泡2小时；当归加水煎煮，取汁，备用；红枣用温水泡开，去核。

❷ 将以上食材倒入豆浆机中，加水至上下水位线之间，按下"米糊"键。

❸ 米糊制成后，豆浆机会提示做好；倒入碗中，加适量白糖，即可食用。

功效提醒

当归可以活血补血、调经止痛。红枣中富含多种维生素，对人体的毛细血管有保护作用。

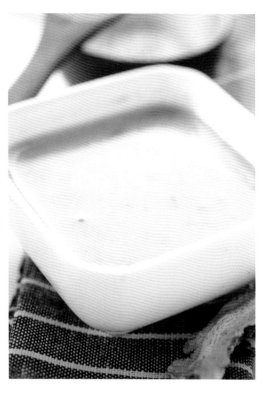

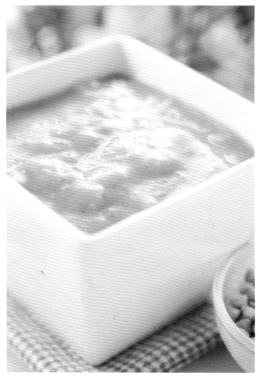

健脾开胃+软化血管
荞麦米糊

材料

荞麦70 g，大米30 g，盐适量。

做法

❶ 荞麦洗净，用清水浸泡4小时；大米洗净，用清水浸泡2小时。

❷ 将以上食材全部倒入豆浆机中，加水至上下水位线之间，按下"米糊"键。

❸ 米糊制成后，豆浆机会提示做好；倒入碗中，加入适量盐，即可食用。

功效提醒

荞麦米糊具有健脾益气、开胃宽肠的作用，富含丰富的粗纤维及氨基酸，比较适合患高血压、高脂血症及糖尿病的人群食用。

冠心病

冠状动脉血管发生动脉粥样硬化病变而引起血管腔狭窄或阻塞，造成心肌缺血、缺氧或坏死而导致的心脏病，常常被称为"冠心病"。此病患者多有高胆固醇血症、高血压及大量吸烟的习惯，也常伴有糖尿病与肥胖体征。

☺ 代表食材、药材

冬瓜	白萝卜	山楂	西红柿	熟地黄
当归	川芎	黄芪	红花	菊花

健康自查

☑ 发作性胸骨后疼痛　☑ 呼吸困难　☑ 心绞痛　☑ 心肌梗死　☑ 心律失常　☑ 恶心、呕吐、出汗

♥ 饮食要点

- ⊃ 宜食能扩张冠状动脉血管的药材和食材，如川芎、牛膝。
- ⊃ 多吃含有抗氧化物质的食物，如豆制品。
- ⊃ 多吃富含膳食纤维的食物。
- ⊃ 忌吃高糖、高盐、高油食物，如螃蟹、动物内脏、糖果等。

✪ 自我调理

- ⊃ 患者要注意多休息，避免熬夜，不宜外出。
- ⊃ 劳累性心绞痛患者不宜做体力活动，急性发作期应绝对卧床，并应避免情绪激动。
- ⊃ 恢复期患者不宜长期卧床，应适当活动。
- ⊃ 注意生活规律，早睡早起，劳逸结合。

强心补肾+活血化瘀

当归三七乌鸡汤

材料

乌鸡250 g，当归20 g，三七8 g，盐、酱油、蚝油各适量。

做法

❶ 把当归、三七用水清洗干净，用刀把三七砸碎。

❷ 用水把乌鸡洗干净，用刀斩成块，放入开水中煮5分钟，取出，过冷水。

❸ 把处理过的食材和药材放入炖盅，加水，小火炖3小时，放入盐、酱油、蚝油调味即可。

功效提醒

本品是有名的药膳汤品，可以活血化瘀，适合冠心病患者食用。

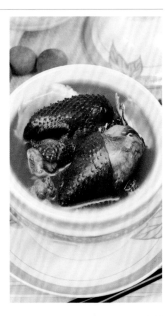

中风后遗症

中风主要是由各种原因所致的局部脑组织区域血液供应障碍，导致脑组织缺血缺氧性病变坏死，进而产生临床上对应的神经功能缺失表现，并伴有相应部位的临床症状，如偏瘫、失语等，即中风后遗症。

☺代表食材、药材

冬瓜	玉米	苹果	黑木耳	山楂
洋葱	大蒜	葛根	白果	丹参

健康自查

☑头痛头晕　☑耳鸣　☑半身不遂　☑恶心　☑复视　☑大小便失禁

♥ 饮食要点
➡ 宜选用具有增强血管弹性作用的药材和食材，如天麻、钩藤。
➡ 宜选用具有增加脑血流量、预防血液黏稠作用的药材和食材，如绞股蓝、桂枝。
➡ 忌食高脂肪、高胆固醇的食物，如肥猪肉。

✚ 自我调理
➡ 恢复期的患者，应坚持进行有效的药物干预和饮食调节，并进行相关的康复训练，同时控制好血压、血脂，使其保持在正常水平。
➡ 进行适当的体育锻炼，如散步、做体操、打太极拳等，以不过量、不过度疲劳为度。

通经活络+活血止痛

灵芝丹参粥

材料
灵芝30 g，大米50 g，茯苓、丹参各5 g，三七3 g，白糖少许。

做法
❶ 将灵芝、丹参、三七、茯苓洗净，放锅内，加适量水共煎。

❷ 另起锅，取药汁、灵芝和大米，用小火煮成稀粥。

❸ 煮熟时调入白糖即可。

功效提醒
本品具有补益气血、活血通络的功效，对中风后遗症有较好的调理作用。

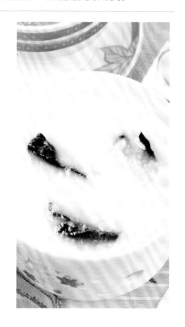

失眠

失眠是指无法入睡或无法保持睡眠状态，导致睡眠不足，又称"入睡和维持睡眠障碍"，是一种常见病。对于情绪较抑郁、工作压力较大及对声音敏感的人来说，极易出现失眠症状。

☺代表食材、药材

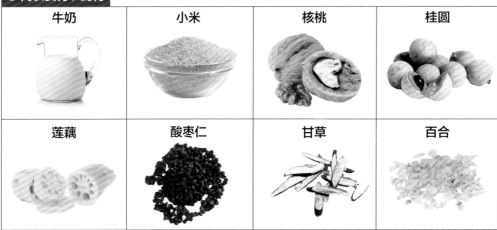

牛奶	小米	核桃	桂圆
莲藕	酸枣仁	甘草	百合

健康自查

☑ 入睡困难　☑ 不能熟睡　☑ 睡眠时间减少　☑ 睡过之后精力没有恢复　☑ 睡眠感觉障碍

♥ 饮食要点

- ➡ 常服用具有养心安神作用的药材和食材。
- ➡ 常服富含铜、铁、色氨酸等物质的食物，有助于睡眠，如牡蛎、豌豆。
- ➡ 忌辛辣、刺激性大、肥腻、不易消化的食物。
- ➡ 忌花椒、羊肉等燥热性食物。

✪ 自我调理

- ➡ 保持乐观、知足常乐的良好心态。
- ➡ 保持正常的睡眠节律；创造有助睡眠的条件，如睡前洗热水澡、喝杯热牛奶等。
- ➡ 远离噪声、避开光线刺激等；避免睡觉前喝浓茶、看刺激的影视剧或电影、饮酒等。

补益气血+健脾补虚

红枣桂圆粥

材料

粳米100g，桂圆40g，红枣20g，盐、葱花各适量。

做法

❶ 将粳米淘洗干净，放入清水中浸泡；桂圆去壳，留肉；红枣洗净，备用。

❷ 锅置于火上，加入适量清水，放入粳米、桂圆肉、红枣，煮至粳米米粒绽开。

❸ 加盐煮至熟烂，撒上葱花即可。

功效提醒

本品对改善气血亏虚有很好的效果。红枣性温，味甘，有补中益气、养血安神的功效。

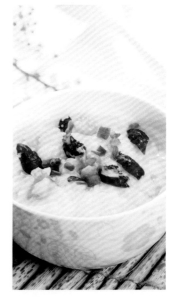

阿尔茨海默病

阿尔茨海默病是一种起病隐匿的进行性发展的神经系统退行性疾病，临床上以记忆障碍、失语、失用执行功能障碍及人格和行为改变等全面性痴呆等表现为特征。

☺ 代表食材、药材

猪肝	芝麻	山药	蘑菇	虾仁
牡蛎	茯苓	枸杞子	人参	冬虫夏草

健康自查

☑记忆力减退　☑动作迟缓，走路不稳　☑偏瘫　☑大小便失禁　☑不能自主进食

♥ 饮食要点

- 应选择具有补肾填髓、益气、抗衰老功能的食物，如人参、山药。
- 应多食高蛋白、高卵磷脂的食物。
- 忌食生冷性寒、破气耗气、辛辣的食物，如槟榔、辣椒。
- 避免摄入过多味精，否则可引起头痛、恶心等症状。

♥ 自我调理

- 尽量多做些力所能及的事，以锻炼和维持自己的自理能力。
- 应积极培养学习兴趣，多参加脑力劳动，可以预防阿尔茨海默病。
- 多呼吸新鲜空气，提高大脑的含氧量。
- 便秘是引起阿尔茨海默病发病的重要原因之一，所以要及时调理肠胃。

宁神定志+益智补脑

灵芝鹌鹑汤

材料

灵芝60 g，红枣12颗（去核），鹌鹑2只，盐适量。

做法

❶ 鹌鹑宰杀，去毛，洗净；灵芝洗净，切碎。

❷ 将灵芝碎、红枣、鹌鹑放入砂锅中，加适量水，用大火烧开后，改用小火煮至灵芝碎出味，加盐调味即可。

功效提醒

鹌鹑富含优质蛋白质，而灵芝是益智补脑、宁神补肺的佳品，特别适合阿尔茨海默病患者食用。

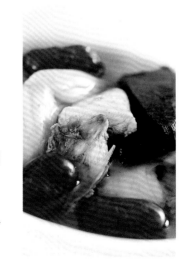

肩周炎

肩周炎又称肩关节周围炎，俗称"凝肩""五十肩"。肩周炎是冬季常发病，多因感受寒湿引起，受凉常是肩周炎的诱发因素，因此要时刻注意防寒保暖。若因受寒而致痛者，则对气候变化特别敏感。如得不到有效治疗，有可能严重影响肩关节的功能活动。

☺代表食材、药材

木瓜	樱桃	羊肉	杜仲	独活
板栗	生姜	附子	丹参	当归

健康自查

☑肩部呈阵发性痛　☑肩部寒冷，有麻木感、沉重感　☑手臂有放射性疼痛　☑肌肉痉挛与萎缩

♥ 饮食要点

➥ 饮食要采取少食多餐的方法。

➥ 饮食营养要保证低脂肪、低胆固醇。

➥ 禁食刺激性食物和油腻食物。

➥ 少食生冷的食物，如绿豆、海带等。

➥ 多吃杂粮、薯类和蔬菜、水果。

✚ 自我调理

➥ 受凉常是肩周炎的诱发因素，因此要注意防寒保暖，尤其是肩部，避免受凉。

➥ 加强锻炼，特别是肩关节肌肉的锻炼，经常伏案、双肩经常处于外展状态的人，要注意纠正不良姿势。

➥ 适当进行按摩，帮助消除肩关节周围的血液循环障碍。

散寒除湿+通利关节

川乌生姜粥

材料

粳米50 g，川乌、姜末、蜂蜜各适量。

做法

❶ 川乌、粳米洗净，备用。

❷ 粳米加水煮粥，粥快熟时加入川乌，改用小火慢煮，待熟后加入姜末，稍凉后加蜂蜜搅匀，趁热服用即可。

功效提醒

川乌可祛散寒湿、温经止痛，与姜同食，散寒除湿的效果更佳，对肩周炎有一定的改善作用。

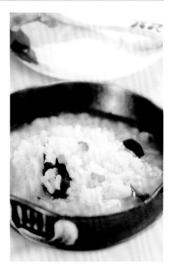

风湿性关节炎

风湿性关节炎是一种常见的急性或慢性结缔组织炎症。通常所说的风湿性关节炎是风湿热的主要表现之一，临床以关节和肌肉游走性酸楚、红肿、疼痛为特征，寒冷、潮湿等因素可诱发本病。

☺ 代表食材、药材

生姜	莲藕	红豆	独活	西红柿
土豆	连翘	柴胡	肉桂	附子

健康自查

☑ 轻度或中度发热　　☑ 游走性多关节炎　　☑ 病变局部呈现红、肿、灼热、剧痛　　☑ 肌肉疼痛

♡ 饮食要点

- 宜食可消除发热症状的药材和食材，如连翘、柴胡。
- 宜食富含维生素和钾盐的瓜果蔬菜及碱性食物，如西红柿、土豆。
- 慎食高热量和高脂肪的食物，如肥猪肉。

✪ 自我调理

- 患者平时要加强锻炼，增强身体素质。
- 尽量避免风湿邪的侵袭，在春季要注意关节处的保暖，防止淋雨和受潮；夏季不要贪凉，空调温度要适宜；秋季和冬季要添衣保暖，防止风寒邪气侵袭。

祛风除湿+行气活血

羌活川芎排骨汤

材料

猪排骨250 g，姜片5 g，羌活、独活、川芎、鸡血藤各10 g，党参、茯苓、枳壳各8 g，盐适量。

做法

❶ 将所有药材洗净，煎取药汁，去渣备用。

❷ 猪排骨斩块，氽烫，捞起，冲净，放入炖锅；加药汁和姜片，再加水至没过食材，大火煮开。

❸ 转小火炖约30分钟，加盐调味即可。

功效提醒

本品具有祛风除湿、行气活血等功效，适合风湿性关节炎患者食用。

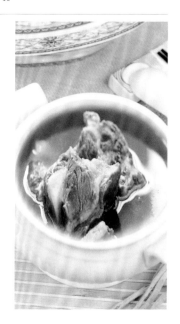

温阳散寒+补脾益气

牛肉南瓜米糊

材料

大米60 g，南瓜60 g，牛肉30 g，姜1块，盐适量。

做法

❶ 大米洗净，用清水浸泡2小时；南瓜去皮，去瓤，洗净，蒸熟，切成小块；牛肉洗净，煮熟，切成黄豆大小；姜洗净，切丝。

❷ 将以上食材全部倒入豆浆机中，加水至上下水位线之间，按下"米糊"键。

❸ 待豆浆机提示米糊做好后，倒入碗中，加入适量盐调味即可。

养生功效

牛肉有补脾胃、益气血、强筋骨、温阳散寒之效。此款米糊特意加入了姜，对冬日驱寒很有帮助。

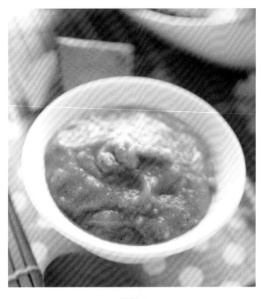

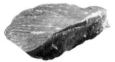

补中益气，强筋健骨

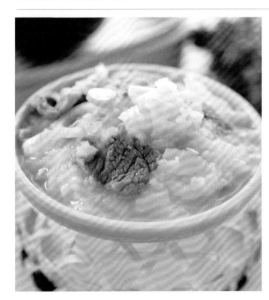

补体虚，祛寒冷

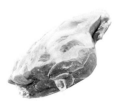

温补肾阳+开胃健力

羊肉萝卜粥

材料

白萝卜50 g，大米50g，羊肉100g，盐、葱花、姜末、高汤各适量。

做法

❶ 大米洗净，用清水浸泡1小时；羊肉洗净，切成薄片；白萝卜去皮，洗净，切成小块。

❷ 将高汤倒入锅中，大火烧开，倒入大米，大米煮开后，加入白萝卜块同煮。

❸ 待粥再次煮开时，转小火，慢熬成稀粥，倒入羊肉片，煮熟后，加入适量盐、葱花、姜末调味即可。

功效提醒

羊肉具有补体虚、祛寒冷、益肾气、补形衰、温补气血、开胃健力的功效。此粥具有温补肾阳的功效，但易上火者则需少食。

舒筋解痉+化湿止痛

木瓜麦片牛奶粥

材料

椰果丁、木瓜、玉米粒、牛奶、香菜各适量，燕麦片40 g，白糖3 g。

做法

❶ 燕麦片泡发，洗净；木瓜洗净，去皮，切丁；玉米粒、香菜洗净。

❷ 锅置于火上，倒入适量清水，放入燕麦片，以大火煮开。

❸ 加入椰果丁、木瓜丁、玉米粒、牛奶，同煮至呈浓稠状，调入白糖，撒上香菜即可。

功效提醒

木瓜可走筋脉而舒挛急，为治一切转筋、腿痛、脚气的要药。临床上常用木瓜改善风湿性关节炎、腰膝酸痛等症。本品可以改善血液循环，缓解工作带来的压力，还具有促进伤口愈合的作用。

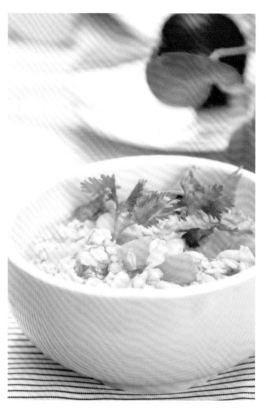

健脾开胃+预防风湿

鲜藕贡梨粥

材料

莲藕、红枣、贡梨各20 g，大米80 g，蜂蜜适量。

做法

❶ 贡梨去皮，洗净，切块；红枣去核，洗净；莲藕洗净，切块；大米洗净，备用。

❷ 锅置于火上，加适量水，放入大米，煮至米粒绽开，放入贡梨块、红枣、莲藕块。

❸ 用小火煮至粥成，调入蜂蜜即可。

功效提醒

贡梨能增进食欲、帮助消化，并有利尿通便和解热的功效，煮熟的梨还有帮助肾脏排泄尿酸，预防痛风、风湿病及关节炎的作用。

骨质疏松症

原发性骨质疏松症主要是指骨量低和骨的微细结构有破坏，骨组织的矿物质和骨基质均有减少，导致骨的脆性增加，更容易发生骨折。

☺代表食材、药材

猪骨	紫菜	虾	核桃	黑木耳
牛奶	黑芝麻	黄豆	人参	

健康自查

☑腰背酸痛　☑肩背、颈部或腕踝疼痛　☑脊柱变形　☑弯腰　☑驼背　☑脆性骨折

♥ 饮食要点
- ➡ 宜选用具有补充钙元素的药材和食材，如猪骨、紫菜。
- ➡ 宜选用具有补充维生素D的药材和食材，如鸡蛋、奶酪。
- ➡ 少吃含磷较多的食物，如动物肝脏。

✚ 自我调理
- ➡ 锻炼可使骨量增加，做骨骼负重和肌肉锻炼可获理想效果，包括走路、慢跑等。
- ➡ 多到户外晒太阳，以促进皮肤对维生素D的合成及对钙的吸收。

补肾壮阳+强腰壮骨
锁阳炒虾仁

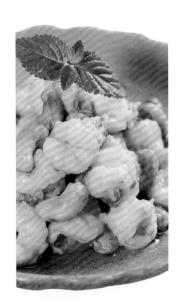

材料
锁阳15 g，山楂10 g，腰果仁15 g，虾仁100 g，姜片、葱段、盐、食用油、薄荷叶各适量。

做法
❶ 把锁阳、山楂、虾仁分别洗净，备用。

❷ 锁阳、山楂放入炖杯内，加水500 mL，炖煮25分钟，去渣留药汁，待用。

❸ 油锅烧热，加入腰果仁，炸香，下入姜片、葱段，爆香，再下虾仁、盐、药汁，炒匀，加薄荷叶装饰即成。

功效提醒
本品含钙丰富，骨质疏松症患者可以适量食用。

增生性骨关节病

增生性骨关节病是指由于关节退行性变，以致关节软骨被破坏而引起的慢性关节病。多由患者体质虚弱及退行性病变，长期站立或行走及长时间保持某种姿势，由于肌肉的牵拉或撕脱，从而形成的刺状或唇样的骨质增生。

☺ 代表食材、药材

菠菜	鸡肝	小米	黑木耳	白果
人参	冬虫夏草	三七	天麻	杜仲

健康自查

☑ 关节发僵、发累，伴有疼痛　☑ 关节轻度肿大　☑ 关节边缘压痛，两膝与手指关节突出

♥ 饮食要点

- ➡ 宜食用可增补元气的药材和食材，如人参。
- ➡ 宜食含钙量丰富的食材，如猪排骨。
- ➡ 宜食用增强体质的药材和食材，如杜仲。
- ➡ 忌食辛辣、过咸、过甜等食品，尽量避免糖、酒、咖啡的过量摄入。

⊕ 自我调理

- ➡ 应减轻关节负担，适当休息，避免深蹲、负重、上下楼梯等活动。
- ➡ 避免过量运动，因骨质较为脆弱。
- ➡ 避免出汗后立即以凉水洗浴或者洗脚，以防风、湿、寒三大邪气入侵，加重关节的负担。

补益肝肾+强健筋骨
杜仲煲排骨

材料

杜仲30 g，猪排骨200 g，盐适量。

做法

❶ 将猪排骨洗净，砍成小段；杜仲洗净，浸泡至软后切成条状，备用。

❷ 将猪排骨段、杜仲一起放入锅中，加适量清水，用大火煮开，再转小火煲煮40分钟至猪排骨熟烂。

❸ 加适量盐调味即可。

功效提醒

本品可强筋壮骨，比较适合患骨质增生的人群食用。

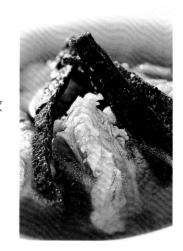

白内障

凡是各种原因，如老化、遗传、营养障碍、免疫与代谢异常等，都可能引起晶状体代谢紊乱，导致晶状体蛋白质变性而发生混浊，形成白内障。此时，光线被混浊晶状体阻扰，无法投射在视网膜上，导致视物模糊，一般随年龄增长，发病率增多。

☺ 代表食材、药材

决明子	胡萝卜	花菜	小白菜	鸡肝
枸杞子	枸杞叶	何首乌	菊花	

健康自查

☑ 无痛楚下视力逐渐减弱，对光敏感　　☑ 看到颜色褪色或带黄　　☑ 可有眩光感，近视度数增加

♥ 饮食要点
- 宜多食绿色的食物，如枸杞叶、桑叶。
- 宜食富含天然维生素C的新鲜蔬菜和水果，如橙子、草莓。
- 宜多饮茶，因为茶叶中含有一种鞣酸物质，具有很好的抗氧化作用。

✚ 自我调理
- 注意光线适宜，光线太强会刺激眼睛，光线太弱容易产生疲劳。
- 夏天太阳直射，紫外线较多，易损伤视力，出门要尽量保护好自己的眼睛，适当佩戴墨镜。
- 不可用手指揉眼，以免加重炎症，产生不良后果。

清肝明目+补益气血
决明鸡肝苋菜汤

材料
苋菜250 g，新鲜鸡肝2副，决明子15 g，盐适量。

做法
❶ 苋菜洗净，沥干；鸡肝洗净，切片；决明子洗净。

❷ 决明子装入棉布袋，扎紧，放入煮锅中，加水1 200 mL，熬出药汁，捞起药袋；加入苋菜，煮沸后加入鸡肝片，再次煮开后加盐调味即可。

功效提醒
决明子可清肝明目，鸡肝可养肝血，苋菜可清热泻火。三者同食，可缓解白内障引起的不适症状，同时能养肝明目、补益气血。

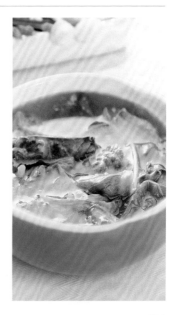

耳鸣耳聋

耳鸣是指患者自觉耳内鸣响，如闻蝉声、轰鸣声、潮声。耳聋是指不同程度的听觉减退，甚至消失。耳鸣可伴有耳聋，耳聋亦可由耳鸣发展而来。

☺代表食材、药材

紫菜	黑芝麻	苋菜	黑木耳	乌鸡
人参	柑橘	熟地黄	黄芪	山茱萸

健康自查

☑ 轻度：间歇发作，耳鸣如流水声　☑ 中度：持续耳鸣　☑ 重度：长期持续，头晕目眩

♥ 饮食要点
➡ 宜选择具有增强红细胞运氧功能的药材，如熟地黄、人参、红枣等。
➡ 可选择富含锌元素和维生素较多的食物，如白菜、西红柿、牛肉、鱼等。
➡ 忌吃脂肪含量高的食物，如动物内脏、奶油等。

✚ 自我调理
➡ 患者首先应调整心态，不要过度紧张，应及时接受医生的诊治。
➡ 避免过多地接触噪声，避免使用耳毒性药物。
➡ 生活作息要规律，需要加强饮食方面的调养，注意提高身体素质。

健脾补肝+补肾益精

山药黄精炖鸡

材料
黄精30 g，山药片100 g，鸡肉1 000 g，盐适量。

做法
❶ 将鸡肉洗净，切块，入沸水中氽去血水；黄精洗净，备用。

❷ 将鸡肉块、黄精、山药片一同放入炖盅，加适量水。

❸ 隔水炖熟，加盐调味即可。

功效提醒
本品可增强肝、肾和耳部的营养供给，特别适合耳鸣耳聋的人群食用。

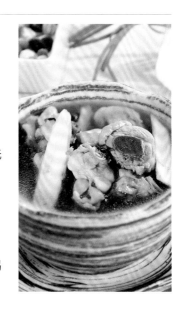

咽炎

咽炎为咽部的非特异性炎症，是各种微生物感染咽部而产生炎症的统称，可单独存在，也可与鼻炎、扁桃体炎和喉炎并存，或为某些疾病的前驱症状。一般可分为急性咽炎和慢性咽炎。

☺代表食材、药材

西红柿	猕猴桃	莲藕	绿豆	牛蒡
甘蔗	蒲公英	连翘	白萝卜	薄荷

健康自查

☑咽部干燥、灼热、疼痛　☑吞咽唾液时咽喉痛感明显，伴有发热、头痛等　☑刺激性咳嗽

♥ 饮食要点
- 应选择具有提高免疫力的食材，如灵芝、人参等。
- 尽量多食用含维生素C较多的水果和蔬菜，如柑橘、西红柿。
- 忌吃油炸类食物，尽量不饮酒。

✚ 自我调理
- 要注意口腔卫生，坚持早晚及饭后刷牙。
- 戒烟戒酒，减少有害气体的刺激。
- 加强锻炼，增强体质，预防呼吸道感染。
- 平时多喝温开水，避免上火感冒。

清热利咽+滋阴生津
玄参萝卜清咽汤

材料
白萝卜片300g，玄参15g，蜂蜜30g，黄酒20mL。

做法
❶ 玄参洗净，用黄酒浸润，备用。

❷ 取净碗，放入2层白萝卜片，再放入1层玄参，淋上蜂蜜10g、黄酒5mL。

❸ 如此放置4层白萝卜片后，淋上余下的蜂蜜，加冷水20mL，大火隔水蒸2小时即可。

功效提醒
本品可清热利咽、凉血生津，适合患慢性咽炎的人群食用。

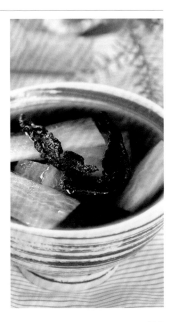

湿疹

湿疹病因复杂，常为内外因相互作用的结果。内因如慢性消化系统疾病、精神紧张、失眠、过度疲劳、情绪剧烈变化、内分泌失调、新陈代谢障碍等，外因如生活环境、气候变化等，均可导致湿疹发生。

☺代表食材、药材

薏米	黄花菜	苋菜	绿豆	荠菜
防风	薄荷	苦参	白芷	

健康自查

☑ 皮肤灼热红肿　　☑ 起大片红斑、丘疹、水疱　　☑ 渗水多、黏，有腥味　　☑ 皮肤干燥脱屑

♥ 饮食要点

➡ 宜吃具有清热利湿作用的食物，如黄花菜、绿豆、柚子等。

➡ 宜吃富含维生素和矿物质的食物，如西红柿、胡萝卜等。

➡ 慎食海鲜和辛辣、油腻、刺激性的食物。

✛ 自我调理

➡ 夏季避免居住在潮湿环境中，尽可能做到居室空气流通、清爽、干燥，尽量保持皮肤干爽。

➡ 湿疹发作期，尽量避免皮肤受到外界刺激和局部刺激，不抓挠，不用力擦拭，不用热水和肥皂烫洗患处。严重时谨遵医嘱涂抹湿疹软膏。

健脾渗湿+除湿解毒

土茯苓薏米汤

材料

黄瓜1根，薏米50g，土茯苓50g，陈皮8g，盐适量。

做法

❶ 将所有食材清洗干净；黄瓜去皮，切片。

❷ 将薏米、土茯苓、黄瓜片、陈皮一起放入锅中，加入适量清水，以大火煮沸后转小火煲约1小时，加盐调味即可。

功效提醒

薏米可健脾、利湿、解毒；土茯苓可解毒、除湿、杀菌。本品比较适合慢性湿疹患者服用。

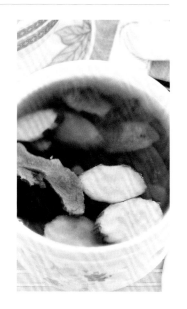

尿频

正常成人白天排尿 4 ~ 6 次，夜间 0 ~ 2 次，次数明显增多称为尿频。尿频既可以是生理性、精神神经性的，也可以是很多疾病的症状之一。尿频的病因较多，包括炎症、精神因素、病后体虚等。

☺ 代表食材、药材

猪肚	牛肉	羊肉	芡实	陈皮
黄芪	白术	金樱子	覆盆子	肉桂

健康自查

☑ 小便次数增多，但无疼痛　　☑ 平日精神倦怠、神疲乏力　　☑ 怕冷、四肢冰凉、腰腹寒冷等

❤ 饮食要点

- ➡ 宜食用以补益肾气为主的药材和食材，如金樱子、覆盆子、牛肉。
- ➡ 宜吃具有温补肾阳功效的食物，如生姜、肉桂。
- ➡ 不要酗酒，不要食用过于辛辣的食物。

➕ 自我调理

- ➡ 尿频的患者要避免过度疲劳，晚饭后少饮水，睡觉前排空膀胱内的尿液，可减少夜尿次数。
- ➡ 培养良好的生活习惯，保证营养均衡，进行适当的体育锻炼，也是改善尿频的方法。

温肾助阳+温里散寒

生姜肉桂炖猪肚

材料

猪肚150 g，猪瘦肉50 g，姜15 g，肉桂5 g，薏米25 g，盐3 g。

做法

❶ 猪肚洗净，用沸水汆烫后切长条；猪瘦肉洗净，切块；姜洗净，拍烂；肉桂浸透，洗净；薏米淘洗干净。

❷ 将以上食材和药材放入炖盅内，加适量清水，隔水炖2小时，加盐调味即可。

功效提醒

本品适合有阳虚畏寒、四肢冰凉及冻疮的人群食用。

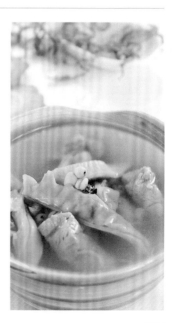

前列腺炎

前列腺炎是指由多种复杂原因引起的，以尿道刺激症状和慢性盆腔疼痛为主要临床表现的前列腺疾病，是泌尿外科的常见病。

☺代表食材、药材

牡蛎	腰果	冬瓜	金针菇	桑葚
洋葱	绿豆	蜂蜜	白茅根	

健康自查

☑会阴或耻骨上区域有重压感　☑排尿时有烧灼感　☑恶寒、发热、乏力　☑尿频、尿急

♡ 饮食要点

- ➡ 宜选用具有增加锌含量功能的药材和食材，如桑葚、枸杞子。
- ➡ 宜选用具有消炎杀菌功能的药材和食材，如白茅根、冬瓜皮。
- ➡ 不可食用太多辛辣食品，需要减少酒精的摄入。

♡ 自我调理

- ➡ 前列腺炎患者应注重自我调理，建议多穿通风透气、散热性能好的内裤。
- ➡ 平时要注意劳逸结合，不要久站或者久坐，需要适当增加体育运动，促进血液循环，增强抵抗力。
- ➡ 养成及时排尿的习惯。

清热泻火+利尿通淋

鲜荷双瓜汤

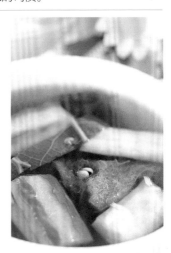

材料

新鲜荷叶半张，西瓜1/4个，丝瓜块100 g，薏米50 g，盐少许。

做法

❶ 荷叶洗净，切条；西瓜肉与瓜皮切开，西瓜肉切粒，西瓜皮洗净，切块；薏米浸泡，洗净。

❷ 锅内加水和西瓜皮、薏米，煲开，改中火煲1小时，下丝瓜块，煲至薏米软熟，去除西瓜皮。

❸ 放入荷叶条和西瓜粒，再次烧开，以少许盐调味即可。

功效提醒

本品可以清热利尿，适合患有前列腺炎的人群食用。

慢性肾炎

慢性肾小球肾炎简称"慢性肾炎"，是指以蛋白尿、血尿、高血压、水肿为基本临床表现，病情进展缓慢，最终可发展为慢性肾衰竭的一种肾小球疾病。由于疾病病理类型及病期不同，因此病情呈现多样化。

☺ 代表食材、药材

车前子	竹笋	冬瓜	西红柿	紫菜
海带	黄瓜	玉米	玉米须	茯苓

健康自查

☑ 轻中度水肿　☑ 高血压　☑ 尿异常改变　☑ 咽炎　☑ 疲倦　☑ 无食欲、恶心呕吐、腹胀

♡ 饮食要点

➔ 宜选用具有缓解肾炎水肿功能的药材和食材，如赤小豆。
➔ 宜吃低蛋白、高热量的食物，如鱼汤。
➔ 忌食钠含量高的食物，如咸菜、卤制食品。
➔ 慎食辛辣、油腻、难以消化的食物。

✚ 自我调理

➔ 要劳逸结合，避免过劳过累，尽量避免长途旅游。
➔ 应该适当增加运动，增强自身的抗病能力。
➔ 杜绝使用庆大霉素等具有肾毒性的药物，以免引起肾功能的恶化。

利水除湿+补气健脾

泽泻薏米汤

材料

薏米60 g，泽泻15 g，白术30 g，白糖或盐适量。

做法

❶ 泽泻、白术、薏米分别洗净，薏米泡发。

❷ 白术、泽泻、薏米一起放入锅内，加适量清水，大火煮沸后转小火煲1~2小时，调入盐或白糖，食用时拣去泽泻、白术即可。

功效提醒

泽泻、薏米可利水，白术可除湿，患有慢性肾炎及小便不利的人群均可食用。

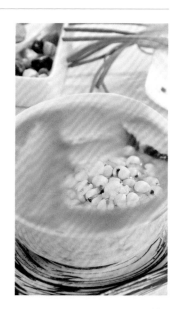

提高免疫力 + 健脾益胃
山药枸杞粥

材料

山药50 g，枸杞子15 g，糙米100 g，盐适量。

做法

❶ 糙米洗净，用清水浸泡 2 小时；枸杞子用温水泡开；山药去皮，洗净，切块。

❷ 锅中加水，大火烧开，倒入糙米和山药块同煮，边煮边搅拌。

❸ 待食材煮沸后，加入枸杞子，转小火慢熬至粥黏稠，再加入适量盐调味，继续熬煮 5 分钟后，将粥倒入碗中，即可食用。

功效提醒

此粥不仅可起到缓解糖尿病的作用，且对心血管疾病、高血压等症也有一定的预防作用。本品适合脾胃功能比较弱的患者食用。

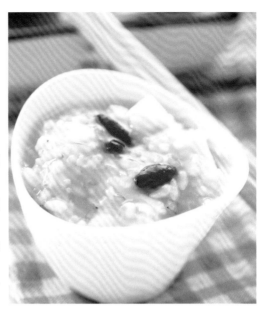

补中益气，调和五脏

健脾养胃 + 补虚补肾
山药杏仁大米粥

材料

山药80 g，杏仁20 g，大米100 g，白糖适量。

做法

❶ 大米洗净，用清水浸泡 1 小时；山药洗净，去皮，切成小块；杏仁用温水泡开，去衣。

❷ 锅中加水，大火烧开，将所有食材一同倒入锅中，边煮边适当翻搅。

❸ 待食材烧开后，转小火，继续慢熬至粥黏稠，加入适量白糖调味即可。

功效提醒

本品中的山药有助于健脾养胃、补虚补肾；杏仁则具有宣肺止咳、祛痰下气的功效。本品适合脾胃功能较弱的人群食用。

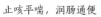

止咳平喘，润肠通便

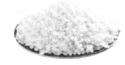

补中益气，健脾养胃

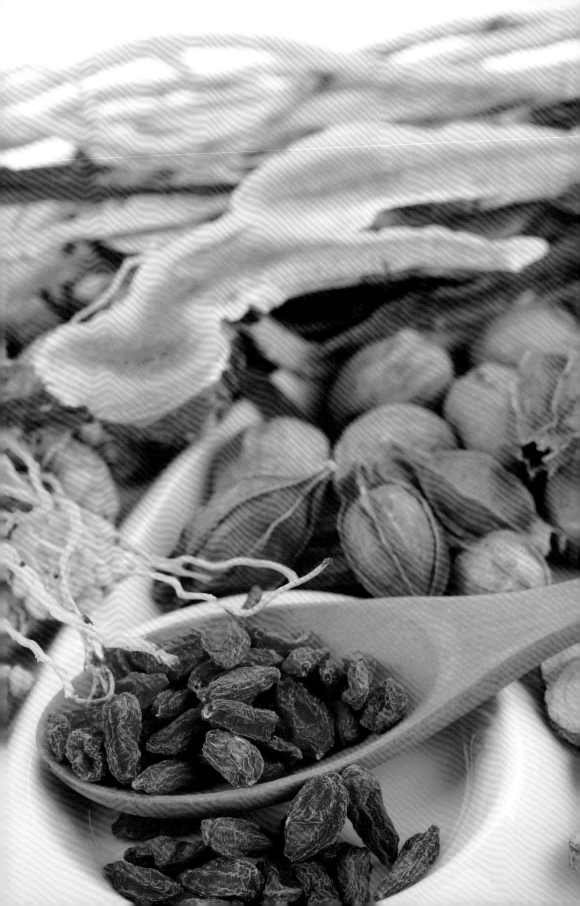